El maquillaje se trata tanto de auto confianza como la preservación en sí misma tanto como la belleza: prepararse para enfrentar al mundo con su mejor aspecto.

Para recibir más consejos de maquillaje, videos tutoriales paso a paso, así como ideas sobre cómo recrear una usted más atractiva, visite www.glamournation.com.au

Las fotos de la secuencia de maquillaje fueron todas tomadas y retocadas por Robert Bennett de ArbeePhoto www.arbeephoto.smugmug.com

Descargo de responsabilidades:

Mi nombre es Jennifer Stepanik y he estado trabajando en la industria del maquillaje y la belleza por más de quince años. Tengo una base muy fuerte en la medicina herbal, habiendo estudiado naturopatía y tengo califición en masajismo correctivo, reflexología y reiki master. Luego dirigí mi atención a la industria de la belleza y maquillaje y me convertí en una entrenadora en un spa, antes de comenzar mi propia clínica de la piel, que me pertenece y he operado por nueve años.

Tengo más de quince años de experiencia en el sector del maquillaje y cuidado de la piel y he escrito este libro para compartir mis conocimientos con otros, para que todos puedan añadir un toque de glamour a su vida y poner su mejor cara para saludar al mundo cada día.

Mientras que se ha tenido el mayor cuidado para proporcionar información precisa en este eBook, esta no debe reemplazar su propia investigación. Aplicación de maquillaje para maduras hecha simple está diseñado con propósitos de información solamente y debe tenerse cuidado al aplicar maquillaje a los ojos o si tiene piel sensible.

TABLE OF CONTENTS

HISTORIA DEL MAQUILLAJE — 1

PREPANDO SU PIEL — 3

    PASO 1: LIMPIEZA — 4

    PASO 2: TONO — 6

    PASO 3: HIDRATACIÓN — 7

    PASO 4: EXFOLIAR — 8

    PASO 5: FACIAL — 10

    PASO 6: PRINCIPAL — 10

MAQUILLAJE — 11

    BASE — 11

    SOMBRA DE OJOS — 14

    DELINEADOR DE OJOS — 15

    RIMEL — 17

    RUBOR — 19

    LABIAL — 20

VIDA ÚTIL DEL MAQUILLAJE — 22

INGREDIENTES DEL MAQUILLAJE — 23

HERRAMIENTAS PARA EL MAQUILLAJE — 24

    TIPOS DE CERDAS — 25

    TIPOS DE CEPILLOS — 26

    LIMPIEZA DE CEPILLOS — 27

TEORÍA DEL COLOR — 28

SECUENCIA DE APLICACIÓN DEL MAQUILLAJE — 37

    APLICANDO CORRECTOR — 39

    APLICANDO SOMBRA DE OJOS — 42

    APLICANDO DELINEADOR — 45

    LÍNEA INFERIOR DE LAS PESTAÑAS — 46

    APLICANDO RIMEL — 47

    APLICANDO PESTAÑAS POSTIZAS — 49

    EXTENSIONES DE PESTAÑAS — 50

    CEJAS — 51

    APLICANDO BASE — 53

    APLICACIÓN DE CONTORNO — 55

    APLICANDO RUBOR — 57

    APLICANDO LÁPIZ LABIAL — 58

ÚLTIMAS PALABRAS — 60

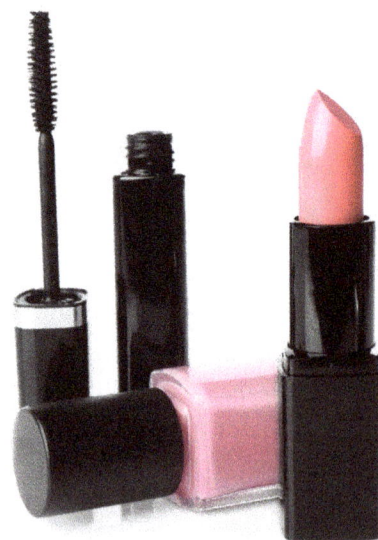

HISTORIA DEL MAQUILLAJE

Mejorar nuestra apariencia con un poco de polvo y pintura no es nada nuevo, ya que las mujeres - e incluso los hombres – han utilizado una amplia gama de productos para mejorar sus características durante siglos. A lo largo de las edades los cosméticos han estado diversamente asociados con vestidos de batalla, rituales religiosos, ceremonias tribales, fines medicinales, evitar el mal y promover la buena salud, así como simplemente para aumentar la belleza.

Las creencias y tendencias del tiempo dictan cómo a sociedad reacciona, pero mientras que algunos críticos dicen que las mujeres modernas están bajo la presión de usar maquillaje, de hecho es sólo durante los últimos años que hemos tenido tanta libertad y posibilidad de elección en la materia.

Los antiguos egipcios utilizaron una variedad de aceites y cremas para proteger su piel contra el duro sol y vientos secos, y utilizaban muchos de los aromas que conocemos hoy en día para perfumar sus ungüentos tales como manzanilla, lavanda y romero. Para el cuarto siglo A.C., las mujeres egipcias habían creado kohl del sulfuro de antimonio o plomo (más tarde reemplazado por carbón o carbón de leña), que utilizaban para definir sus ojos.

Las fuerzas impulsoras detrás del maquillaje egipcio eran tanto medicinales como religiosas, en lugar de la vanidad, pero un siglo más tarde las mujeres griegas sucumbieron a la moda por sus caras con el blanco de plomo, la pintura antes de aplicar un colorete de moras machacadas y cejas falsas hechas de pelo de bueyes. Del mismo modo, los ciudadanos chinos y japoneses daban color blanco a sus caras con polvo de arroz en un intento por ajustarse a una tendencia.

Asimismo, una tez pálida era buscada durante la Inglaterra de Elizabeth así que usaban desde huevo orgánico hasta pintura de plomo tóxico que se aplicaba a la cara para lograr la apariencia de "Máscara de la juventud" de la Reina Elizabeth I. Más tarde, en el renacimiento, Francia e Italia surgieron como líderes de fabricantes de cosméticos en Europa y el óxido de zinc finalmente substituyó la mortal mezcla de plomo y cobre para el polvo facial en el siglo XIX.

El parlamento británico aprobó una ley en 1770 condenando el uso del lápiz labial, con mujeres que fueron declaradas culpables de "seducir a los hombres al matrimonio por un medio cosmético" siendo juzgadas por brujería. La Reina Victoria entonces declaró públicamente el uso de maquillaje como vulgar e incorrecto, reservado sólo para los actores y las prostitutas.

En el siglo XX, con el avance del ballet, teatro, televisión y cine, el maquillaje se ha vuelto cada vez más popular. De hecho, durante la segunda guerra mundial, se consideraba un deber patriótico para una mujer "encender su cara" para verse agradable a los soldados que regresaban y mantener su moral. Mientras que la reacción feminista en la década de 1960 y 1970

La moda del rechazo del maquillaje como una herramienta de opresión sexista sobrepasó tales declaraciones políticas mientras que los góticos, roqueros glam y nuevos románticos por igual utilizaban un maquillaje extenso para expresarse.

Muchos comentaristas sugieren hoy que la sociedad moderna está obsesionada con las apariencias, pero la historia ha demostrado que siempre hemos mejorado nuestra apariencia con cosméticos. Más importante aún, usar maquillaje es tanto aceptado como esperado – por primera vez, usar maquillaje es mucho más que personal y una forma de expresarnos a nosotras mismas. La tendencia contemporánea de una apariencia natural del maquillaje no permite que una mujer use tanto o tan poco maquillaje como ella quiera para reflejar su estado de ánimo y ocasión. Al ocultar sutilmente cualquier imperfección y destacar características positivas, puede permitir que su verdadera belleza brille y potenciar su confianza en sí misma.

En lugar de sentirse presionadas a usar maquillaje, la mayoría de las mujeres de hoy en día invierten un poco de tiempo en su imagen y presentación personal, poniendolo en su cara, de la misma manera que lo harían con su cabello o eligiendo un traje adecuado. Sin embargo, lo que nos queda bien a nosotras en nuestros 20 años, no necesariamente funciona para nosotras mientras nos hacemos más viejas y por lo que este libro le ayudará a entender cómo halagar sus características, en lugar de mostrar sus imperfecciones, a medida que madura.

Bien sea si usted quiere una apariencia completa para salir, o el mínimo para cada día, aprender cómo poner su mejor cara para su edad, puede darse un maquillaje y sentirse segura para hacer frente a los desafíos que la vida trae.

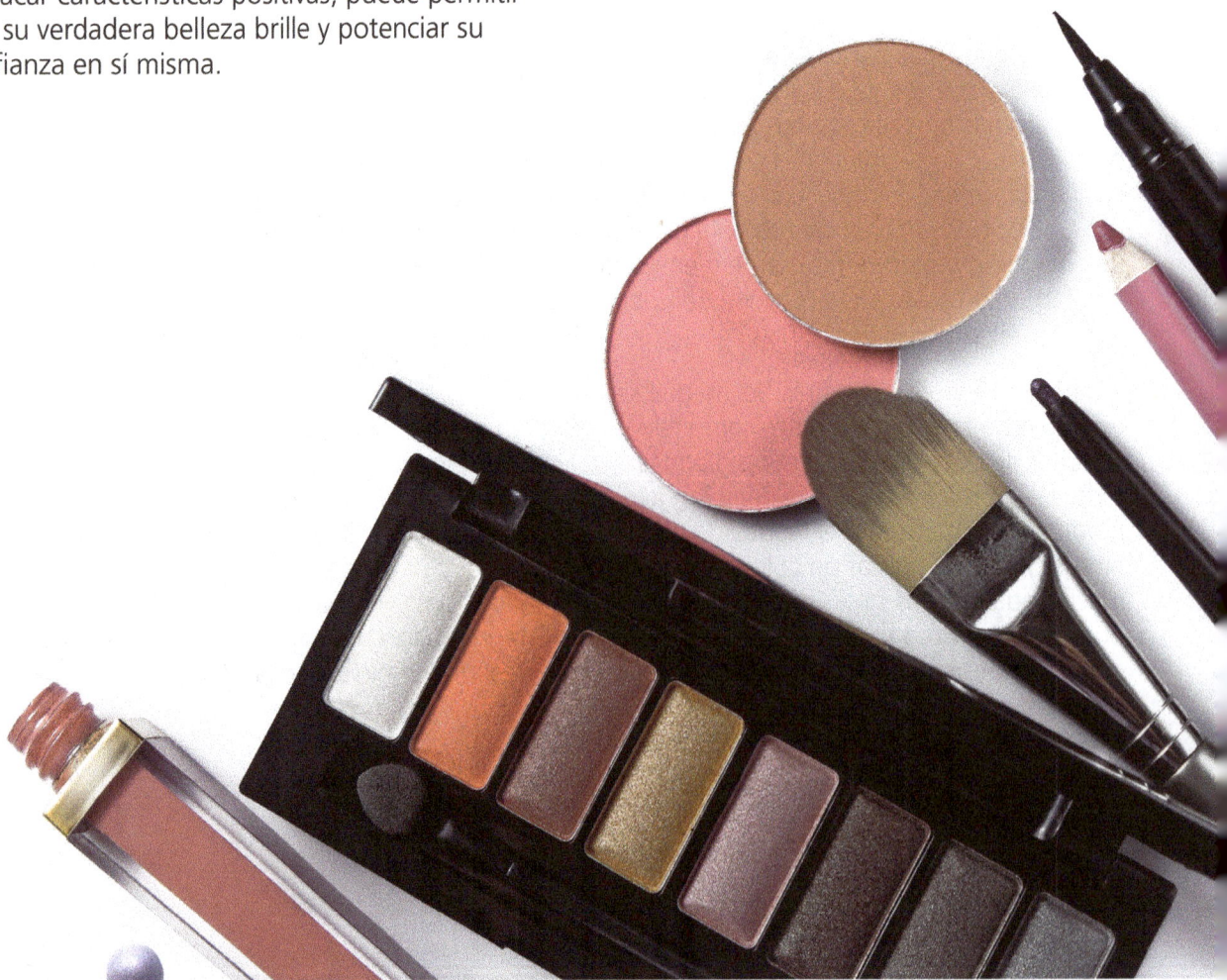

PREPARANDO SU PIEL

Su piel es la última línea de defensa para proteger a su cuerpo de fuerzas externas, y así usted puede ser perdonada por pensar es lo suficientemente fuerte como hacer frente a los golpes de la vida cotidiana. Pero de hecho, el número complejo de funciones realizadas por la piel y el diario maltrato que recibe de los elementos, significa que es muy sensible y cualquier daño es generalmente de larga duración.

Por lo tanto, debe tener buen cuidado con su piel en todo momento, pero se vuelve cada vez más importante, a medida que envejece y la piel se deteriora naturalmente en calidad. A medida que envejece, cambios en su cuerpo afectan la condición de su piel: la menopausia reduce las cantidades de estrógeno y progesterona producida, mientras que los niveles de colágeno y elastina disminuyen, ambos hacen que su piel no se regenere suficientemente rápido y la hacen propensa a las arrugas y la flacidez. Además, la baja producción natural de la piel de ácido hialurónico y aceite, la dejan con sensación de papel, delgada y seca.

Hay otros factores externos, como la exposición al sol y al humo de cigarrillo, que prematuramente pueden afectar la apariencia de su piel. Por el contrario, comer sanamente, mantener una buena hidratación al beber 1,5 litros de agua diarios, hacer ejercicio y dormir lo suficiente le ayudarán a mantenerse verse joven y vibrante.

Al mantener su régimen de belleza tan simple como sea posible es más probable mantener el hábito, pero hay algunas cosas claves que usted debe esforzarse por hacer diariamente, limpiar, tonificar e hidratarse con un SPF – así como algunos complementos semanales como la exfoliación y tratamientos faciales.

Cuanto antes empiece un régimen de mantenimiento, preferentemente en sus tempranos 30s, mejor se verá a medida que envejece, sin embargo nunca es demasiado tarde para empezar a cuidar su rostro.

Si el maquillaje es una forma de arte, su piel es el lienzo sobre el que crear su obra maestra. Quiere que su lienzo esté tan limpio y bien formado como sea posible, y hay maneras de asegurar que su piel esté tan sana y preparada como sea posible antes de comenzar su aplicación de maquillaje.

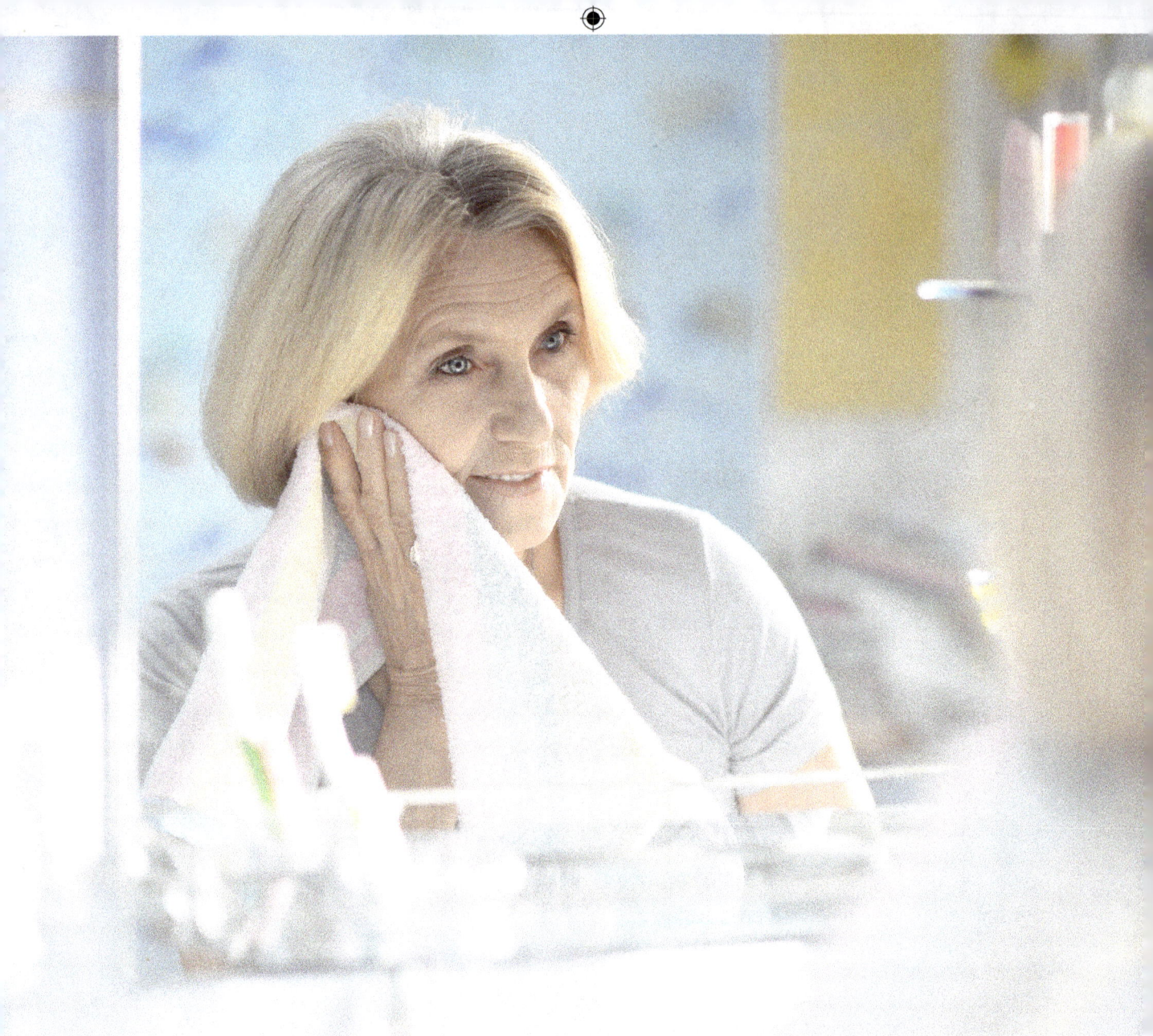

Paso 1: Limpieza

Para algunas puede parecer obvio limpiar su cara primero, pero otras pueden pensar que parece inútil dado que están a punto de embadurnarse en maquillaje. Sin embargo, si usted quiere un buen resultado hay que empezar con un lienzo en blanco, así que lo primero es limpiar su piel con un limpiador apropiado. El producto que usted elija dependerá del tipo de piel que tenga y la sensación que desea, pero limpiar su piel dos veces al día hará que se vea fresca y saludable.

La piel envejecida tiende a ser más delgada y más delicada, así que usted puede preferir usar un limpiador sin jabón, ya que el jabón puede contener detergentes fuertes que remueven los aceites naturales, dejando la piel seca y estirada.

Limpiadores en gel

Convenientes para alguien que tiene una piel que es propensa a ser grasa. Los geles no dejan ningún residuo en la piel, pero asegúrese de que no se usa nada que sea demasiado fuerte o que agota los aceites naturales de la piel.

Limpiadores cremosos

Convenientes para alguien que tiene la piel más seca. Los limpiadores en crema tienden a dejar un rastro de aceite en la piel y así que son ideales para una piel que tiende a secarse, o la mayoría de los tipos durante el invierno para ofrecer nutrición adicional.

Limpiadores de leche

Se trata de un lavado facial de menor peso; no es tan graso como un limpiador en crema pero es más relajante que un gel limpiador. Indicado para pieles más sensibles y normales.

Limpiadores de aceite

Puede sonar como una contradicción limpiar su rostro con aceite, pero funciona porque el aceite del limpiador atrae y disuelve el

aceite en su piel sin eliminar los buenos aceites naturales. No necesita gastar una fortuna en las tiendas, ya que probablemente ya tenga los ingredientes para el limpiador de piel perfecto en los armarios de su cocina.

Trate de mezclar el aceite de ricino con aceite de almendras dulces en una proporción de 1 a 3 (25% / 75%). Para la piel grasa, aumente el aceite de ricino para utilizarlo en 30% y 70% de aceite de almendras dulces. Para la piel seca, reduzca el aceite de ricino a solo el 10%, ya que puede ser bastante secante, con 90% de aceite de almendras dulces.

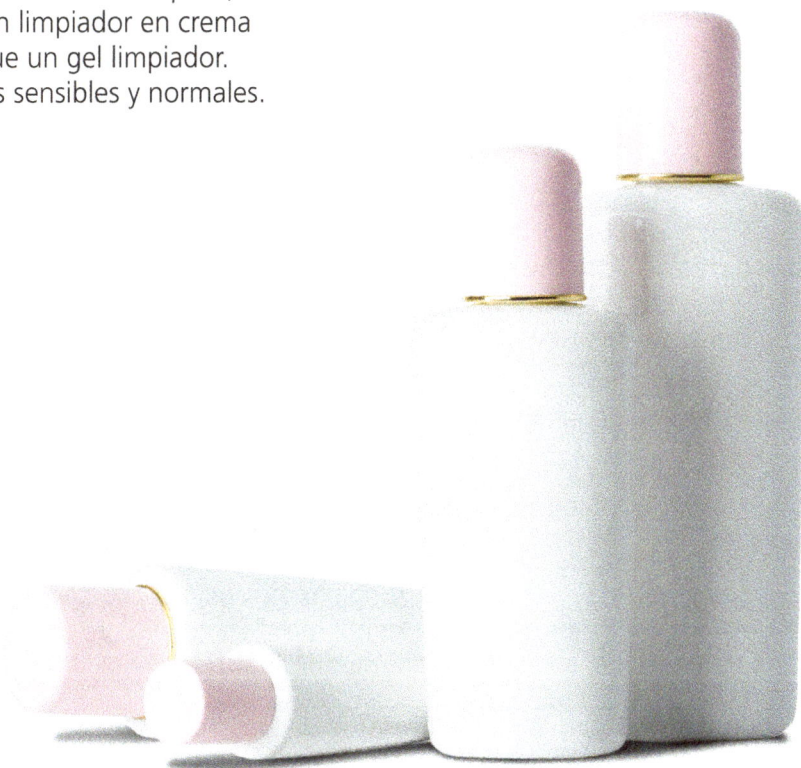

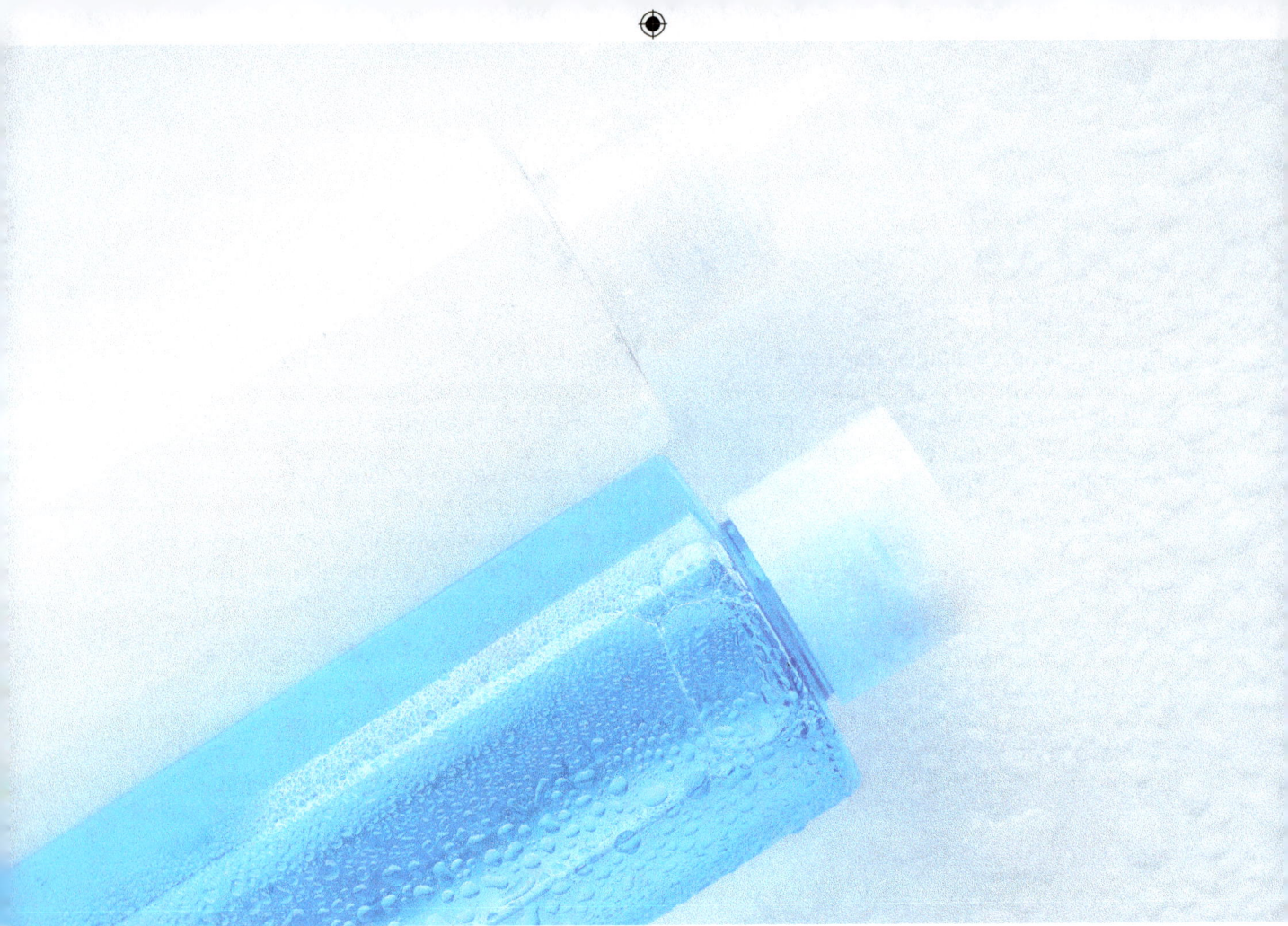

Paso 2: Tónico

Los tónicos siempre se han comercializado como una forma de ayudar a restablecer el equilibrio del pH de la piel después de limpiarla, sin embargo la mayoría de los tónicos modernos son de hecho como cremas hidratantes y se utilizan predominantemente para nutrición y rehidratación. Ellos están llenos de ingredientes humectantes que atraen humedad a la piel y naturalmente hidratan y humectan su piel.

Usted puede aplicar el tónico en la piel con un algodón redondo, o rocíe el tónico sobre su cara con el spray a una longitud del brazo y manteniendo sus ojos cerrados.

Si usted está buscando un tónico comercial, elija uno con ingredientes como Aloe Vera, que no sólo es hidratante, sino también relajante y rico en antioxidantes para ayudarla a mantenerse luciendo joven.

Alternativamente, usted puede crear su propio tónico para el uso diario con partes iguales de glicerina vegetal y agua de rosas Simplemente mezcle y agite antes de aplicar a la piel y tendrá un maravillosamente relajante e hidratante tonificador por menos de $10. Si quiere más consejos como este visite **www.glamournation.com.au**

Paso 3: Hidratar

Es una idea falsa común que no necesita una crema hidratante si tiene la piel grasosa o aceitosa, pero necesita reponer la humedad natural que se ha eliminado, ya sea por lavado o por elementos externos.

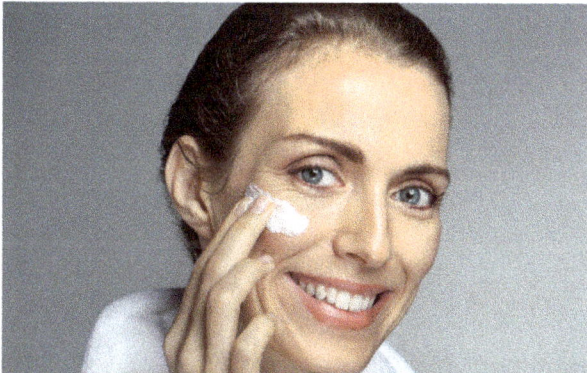

Cremas hidratantes hechas en casa, que contienen una combinación de ceramidas, humectantes y emolientes que atraen la humedad a la piel y atrapan el agua existente en los poros permitiendo que la capa exterior dañada de la piel tenga la oportunidad de repararse.

Ingredientes humectantes

Humectantes- Sacan el agua a las células de la piel para mantenerlas hidratadas y son adecuados para todo tipo de piel incluyendo pieles aceitosas, ya que proporcionan una capa natural de humedad.

Emolientes- Rellenan los huecos entre las células de la piel, dando la apariencia de una superficie más suave y por lo tanto son adecuados para las pieles más maduras que tienen arrugas.

Ceramidas- Ayudan a mantener la estructura de la piel y retienen la humedad y son adecuadas para los tipos de piel normal o en combinación, o aquellas propensas a eczema.

Oclusivos- Son súper hidratantes y se utilizan más comúnmente como cremas hidratantes para el cuerpo, no la cara, ya que pueden ser pesados y obstruir los poros.

Tipos de pieles

Piel grasa- Usted debe buscar una loción ligera, libre de aceite, a base de agua que no obstruya sus poros, pero recuerde que necesita usar un hidratante.

Piel seca- Usted debe optar por una crema más pesada, a base de aceite y considerar volver a aplicarla durante el día si su piel es propensa a agrietarse o descamarse, o se siente estirada

Piel mixta- Debe utilizar una crema hidratante basada en aceite cuando la piel esté completamente seca.

Piel normal- Usted debe elegir una crema hidratante ligera, no grasa en base a agua para toda la hidratación.

Piel sensible- Usted debe buscar una crema hidratante sin fragancia o color, con un alto SPF para evitar irritar su piel con los rayos UV del sol.

Si usted están viendo los efectos del tiempo sobre su cara, pruebe una crema hidratante con ingredientes antienvejecimiento como vitamina A, vitamina E, vitamina F, antioxidantes, aceites como oliva, nuez de macadamia, semillas de uva o aguacate y aceites esenciales tales como palo de rosa, sándalo, pachuli, geranio, lavanda y romero.

Paso 4: Exfoliación

Sólo necesita exfoliar su piel una vez a la semana, pero asegúrese de hacerlo bien ya que se convierte en cada vez más importante con la edad. Las células de piel muertas se acumulan naturalmente en la piel, obstruyendo los poros debajo de ellas, pero a medida que se envejece las células de la piel se regeneran a una velocidad mucho más lenta. A menos que estimule el proceso con la exfoliación, la piel aparecerá opaca, desigual, pigmentada y escamosa. La exfoliación regular le dará un cutis más suave, más parejo y brillante y le dará una mejor base para el maquillaje.

Exfoliante de Almendras

Las almendras son excepcionalmente ricas en vitamina E, la cual es esencial para reparar el daño de la piel, así como ácidos grasos esenciales de la vitamina D, calcio, magnesio y potasio. Usted puede beneficiarse mediante el uso de aceite de almendras en tonificadores, limpiadores, pero las almendras hacen una sustancia abrasiva natural excelente que proporciona una base ideal para un exfoliante facial.

1. En un recipiente limpio, mezcle 2 cucharadas de harina de almendras con 1 cucharada de agua mediante una cuchara.
2. Lávese la cara como de costumbre con su limpiador preferido.
3. Aplique el exfoliante en un movimiento circular prestando atención para evitar los ojos.
4. Concéntrese en la zona T de la frente, nariz y barbilla.
5. Lave el exfoliante salpicándose agua sobre la cara.No limpie el exfoliante de otra manera, ya que puede tirar de la piel delicada.
6. Acaricie hasta secar la cara y aplique su crema hidratante preferida.

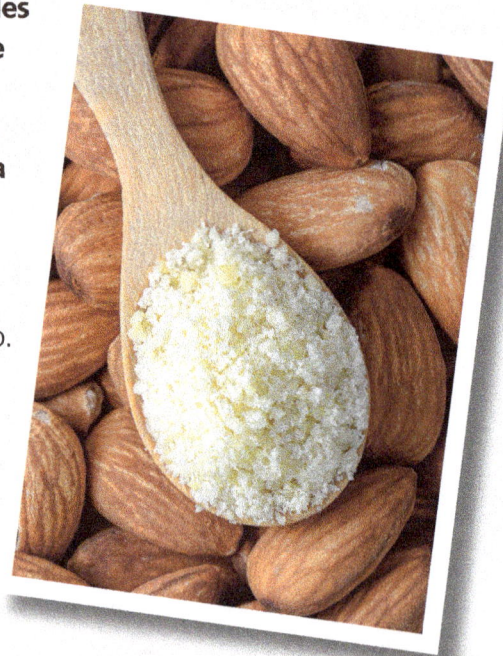

Puede reemplazar el agua por leche para una versión más hidratante que es mejor para la piel más seca, más madura. El ácido láctico en la leche tiene un efecto hidratante y aclarante en la piel, que se combina con el efecto emoliente del aceite de almendras para darle una piel súper suave.

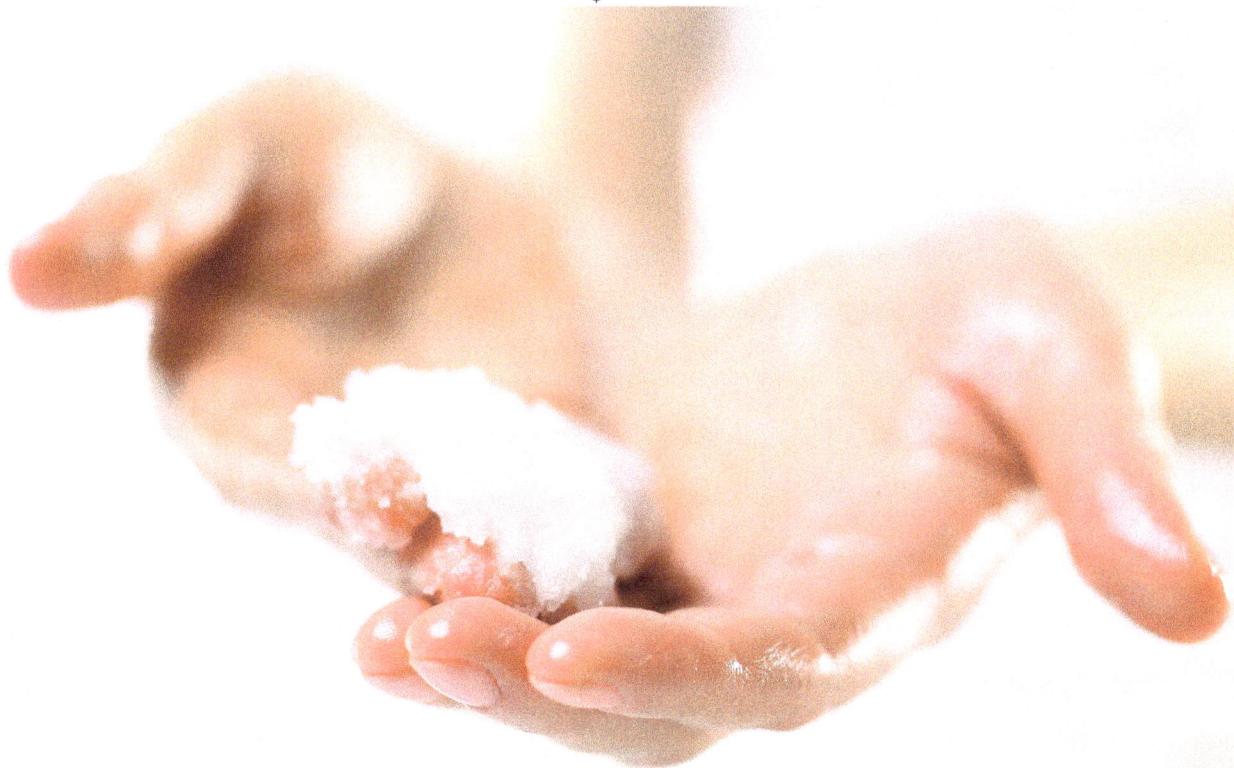

Tipos de exfoliantes

Exfoliantes químicos – Estos exfoliantes químicos a base de ácido a menudo contienen alfa-hidroxiácido (AHA) o beta-hidroxiácido (BHA) y pueden ser muy duros con la piel. Pueden ser eficaces para reducir las arrugas, estimulan la producción de colágeno e inchan la piel, pero también pueden causar sensibilidad al sol o dejar la piel temporalmente enrojecida o con picazón, por lo que deben ser utilizados con poca frecuencia.

Si desea utilizar un exfoliante químico, elija un AHA para piel seca o dañada por el sol ya que ofrece una limpieza más ligera y mejora la hidratación de la piel. Se deben utilizar productos de BHA para pieles grasas o propensas al acné ya que ofrecen una profunda limpieza para destapar los poros.

Exfoliantes de enzimas- Estos exfoliantes funcionan de manera similar a un peeling químico, pero el ingrediente activo es una enzima de origen vegetal tal como papaya, piña o calabaza, y así son suaves con su piel.

Exfoliantes físicos – Estos exfoliantes contienen granos o sustancias abrasivas naturales para raspar las células muertas de la piel, la ventaja es que literalmente puede sentir el trabajo del exfoliante para revivir su piel.

Los exfoliantes de azúcar fino se deben usar para la piel sensible o seca, mientras que la piel aceitosa puede tolerar azúcar más grueso o los cristales de microdermabrasion extremadamente abrasivos. Estos exfoliantes pueden ser comprados o hechos muy simplemente en el hogar – para más información sobre los beneficios de hacer su propio exfoliante de azúcar, consulte **https://www. healthnet .createspace.com/4383040**

Paso 5: Facial

Un facial profesional no es sólo un momento para relajarse y disfrutar de algunos tratamientos personales, sino también una oportunidad para darle a su rostro una revisión. Un buen facial limpiará su piel, estimulará la circulación y mejorará el tono muscular, dejando su piel con un aspecto más brillante, más uniforme y una sensación suave y sedosa.

Si usted no puede permitirse tener un mimado profesional regular, puede darse a sí misma un mini facial cada vez que limpie, hidrate o exfolie su piel. Use las almohadillas en sus dedos para masajear su cara con un movimiento circular a través de su frente, a sus mejillas, por el lado de la nariz y barbilla. Tenga cuidado de no arrastrar la piel delicada alrededor de sus ojos, donde usted sólo debe usar crema. Usted puede acabar con algunos movimientos de pellizcos y movimientos suaves de golpeteo para estimular la piel y darle color natural a su cara.

Paso 6: Imprimación

Una vez que haya completado su régimen de limpieza, estará lista para comenzar a aplicarse maquillaje. Muchas mujeres prefieren empezar con un imprimante

que crea una barrera entre la piel y el maquillaje. Puede igualar el tono de su piel y proporcionarle una superficie lisa en la que el maquillaje se puede aplicar más fácilmente. Los imprimantes también hacen que sea más fácil aplicar la base y ayudar a que su maquillaje

permanezca más tiempo. Si usted presenta agrandamiento de los poros debe aplicar este producto con una esponja de látex y empujarlo realmente en su piel para crear una suave base para su maquillaje.

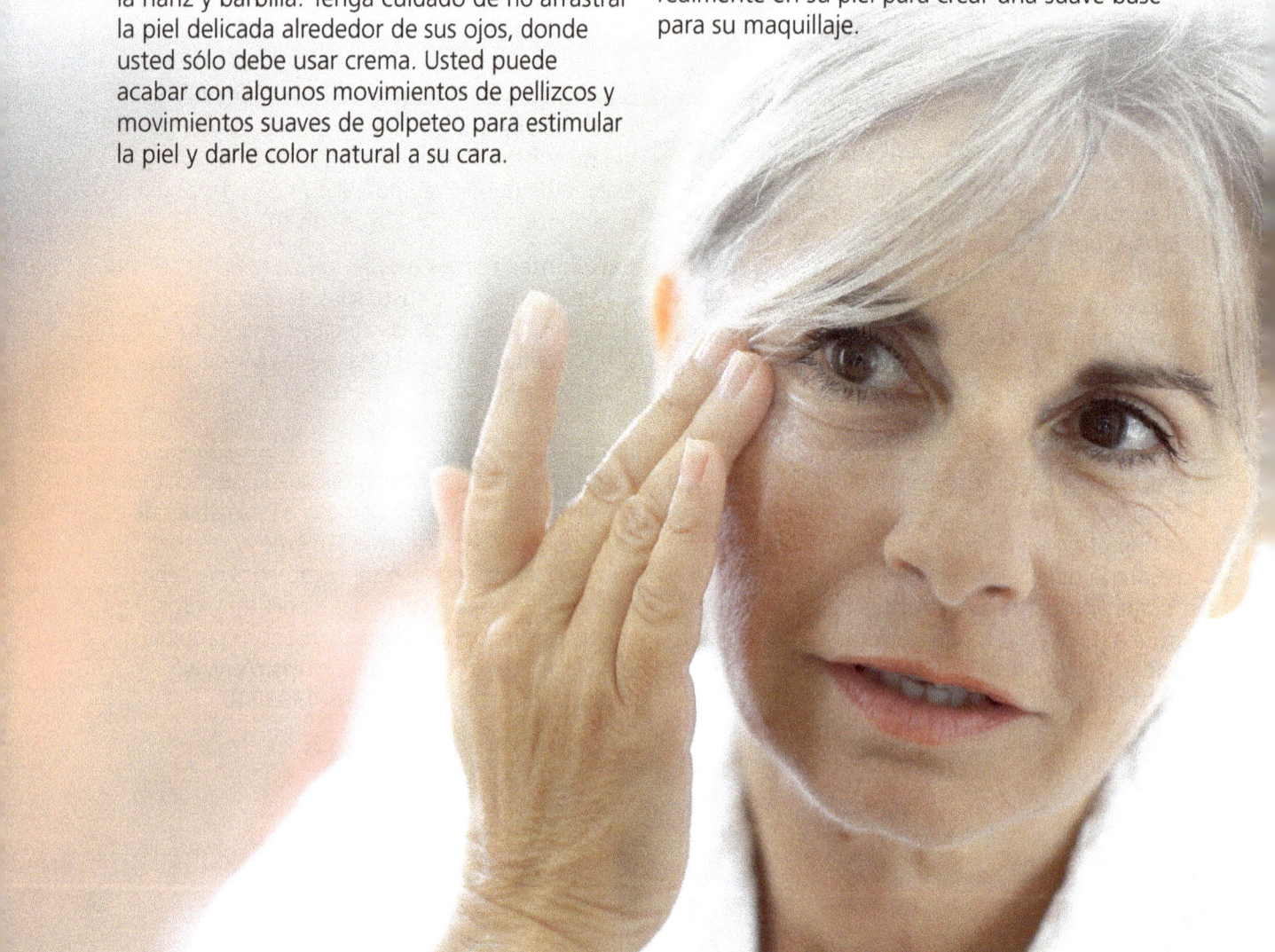

MAQUILLAJE

Habiendo preparado su piel, es necesario primero entender los diferentes tipos de maquillaje antes de aprender cómo aplicarlos.

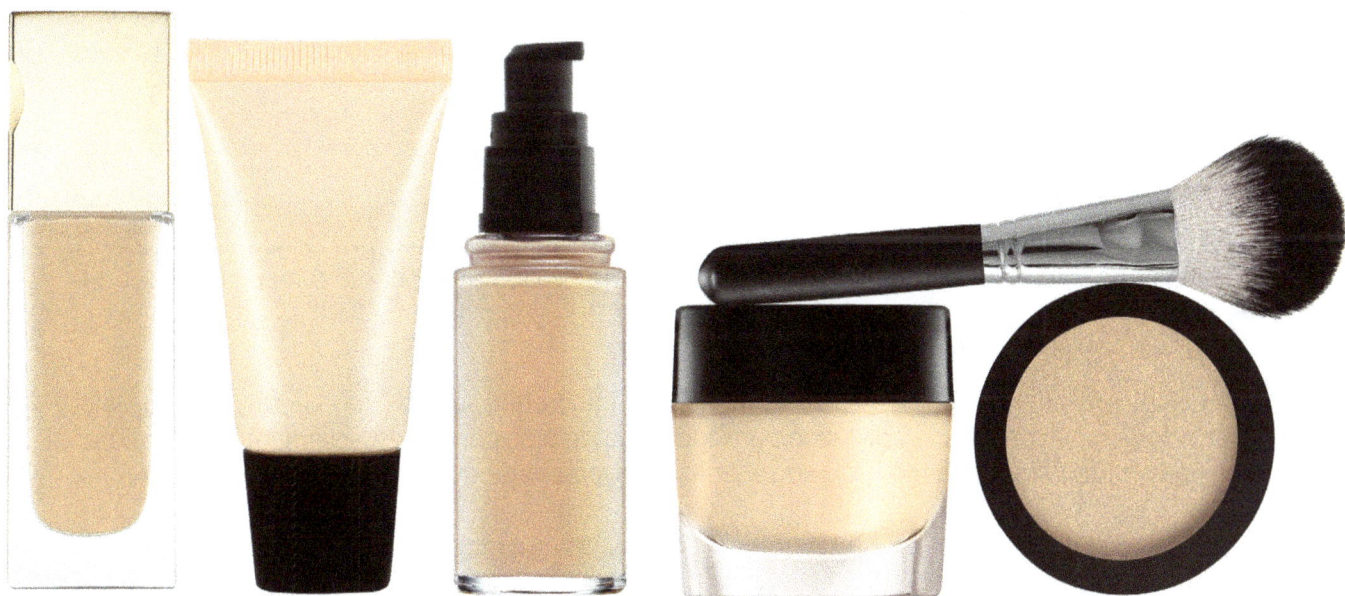

Base

La base correcta va a desaparecer en su piel, dando la ilusión de no usar ningún maquillaje, mientras que sutilmente oculta cualquier mancha y la deja con una piel impecable. Muchas mujeres encuentran que usan dos tonos de base durante todo el año, uno más claro para el invierno y uno más oscuro para el verano para que coincida con su color de piel natural cambiante. Usted puede aplicar la base con una esponja de espuma, los dedos o cepillo de base dependiendo del tipo de base que usted elija.

Base líquida o en crema

Las bases líquidas se aplican mejor mediante el desarrollo de cada capa, dejándola secar entre cada aplicación. Las personas con piel grasa a veces se quejan de que la base líquida les deja un rostro graso, y ciertamente las bases en crema más pesadas están formuladas para una piel más seca, más madura.

Base Aceitosa

Esta opción es particularmente buena para alguien con piel seca con unas líneas finas y arrugas, ya que la mayor humedad en el producto incha la piel temporalmente.

Hidratante tintado

También conocida como base pura, este producto actúa tanto como una crema hidratante como una base ligera al mismo tiempo, pero no hace más que proporcionar una cubierta pura así que no funcionaría para alguien con una piel muy desigual.

Base mate

Especialmente formulada para las mujeres con piel grasa, la base mate también es conocida como maquillaje libre de aceite. Ya que es más seca que el maquillaje normal y necesita mezclarse a medida que se aplica, trabaja mejor en una capa extra de crema hidratante o una imprimación.

Base de mousse

También conocida como base batida, es maquillaje líquido que se hace más ligero y más suave al ser palmeteado con aire. Es adecuado para todo tipo de piel, pero es especialmente bueno para la piel seca o más madura a medida que se desliza suavemente.

Base en polvo

También conocida como compacta debido a su aspecto, la base en polvo es útil para tener en el bolso de retoques durante el día, especialmente para las mujeres con piel grasa que quieren ocultar el brillo. También puede utilizarse para secar la base líquida y ayuda a mantenerla en su lugar.

Bases de crema y polvo compactos

Aplicado como un polvo con una esponja y en capas, estas bases híbridas combinan el acabado mate de un polvo con la suavidad de una crema. La cobertura es ligera si sólo aplica una capa, o pueden aplicarse para cubierta completa si se prefiere.

Base en barra

Esencialmente ésta es base de crema en polvo en una conveniente forma de barra. Este maquillaje es más pesado que la base líquida y puede ser propenso al apelmazamiento en piel seca, por lo que es más adecuado para piel normal a grasa. La cobertura más gruesa la hace adecuada para cubrir las manchas y cicatrices. Este tipo de base es fácilmente portable y libre de ensuciar por estallar en un bolso.

Base mineral

Maquillaje en polvo suelto o prensado, hecho principalmente de minerales, esta base orgánica natural es especialmente adecuada para alguien con alergias y piel sensible.

Con todas las opciones anteriores disponibles, no sea tentada por la compra de bases que dicen que pueden controlar y corregir la producción de aceite ya que estas afirmaciones son generalmente infundadas. Asimismo evite bases que pretendan ajustar el tono de la piel o sean para corrección de color, ya que ninguno de los dos resultados son satisfactorios y no justifican el gasto adicional. Es mucho mejor aprender a aplicar la base de color correctamente que tratar de tomar atajos.

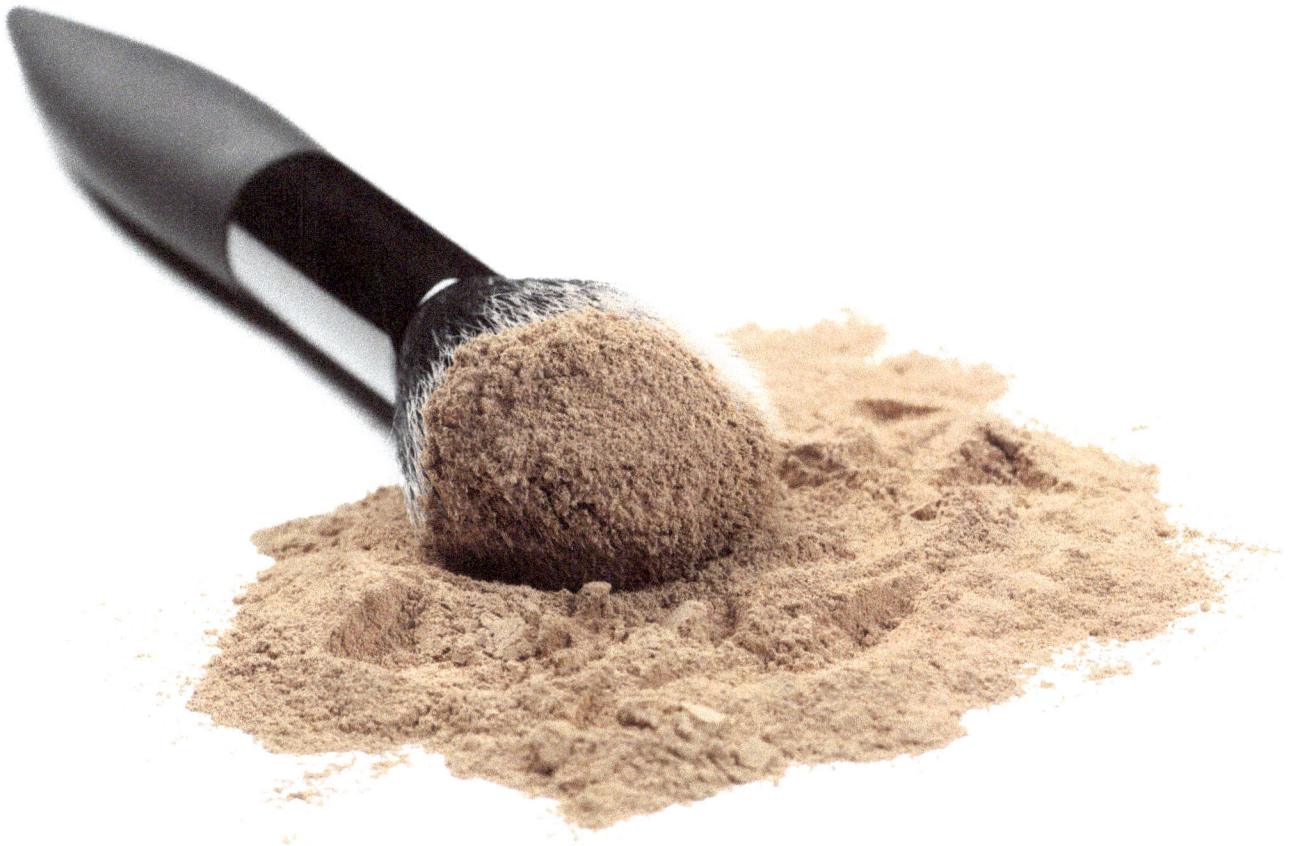

Sombra de ojos

La sombra de ojos es un color que puede ser agregado a la cavidad del ojo, hueso de las cejas e incluso debajo de la línea inferior de las pestañas según el aspecto deseado.

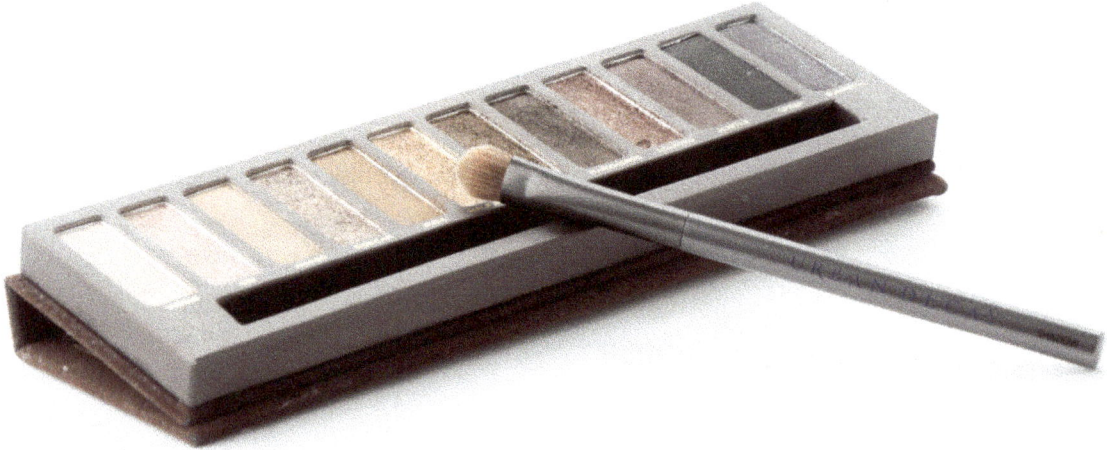

Sombra de ojos en polvo

La forma más común de sombra de ojos es polvo compacto que se puede aplicar a la zona de los ojos usando un pincel de maquillaje, esponja o incluso los dedos. Pero la sombra de ojos también viene en forma de polvo suelto, aunque esto puede hacer más complicado de aplicar el producto, ya que puede caer por las mejillas.

Sombra de ojos líquida

Viéndose como un brillo de labios, las sombras de ojos líquidas vienen con sus propio aplicador integrado. Proporcionando color de larga duración, la desventaja es que el color no se mezcla tan fácilmente. El líquido puede varían en consistencia entre marcas, así que dese una vuelta para encontrar un producto que más le convenga y recuerde que tendrá una vida útil más corta que los polvos.

Sombra de ojos en crema o gel

Un híbrido de las sombras de ojos en polvo y líquidas, estos productos todavía tienen una vida útil más corta y no se mezclan tan bien como el polvo, pero tienen el poder de permanecer que la opción líquida. Normalmente basadas en emolientes, estas sombras son muy hidratantes para la piel y se sienten suaves.

Sombra de ojos en barra o lápiz

Esencialmente estas son sombras de ojos en crema en forma de barra, lo que las hace muy fáciles de aplicar y convenientes de poner en un bolso.

Delineador

El delineador es una de las formas más antiguas de maquillaje y todavía se usa hoy. Se utiliza para definir la línea de las pestañas en las pestañas de la parte superior e inferior, y algunos también pueden ser utilizados en el interior del párpado inferior.

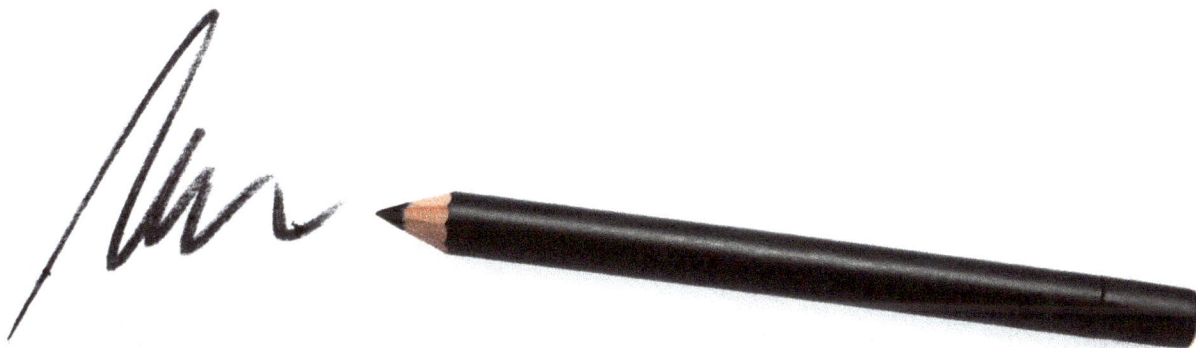

Lápiz Delineador

Los lápices delineadores tradicionales son cómodos de usar y proporcionan un rico color consistente, ya sea en una línea precisa después del afilado, o con un suave aspecto cuando se permite que se desafilen ligeramente.

Delineador líquido

Los delineadores líquidos proporcionan un aspecto pulido atrevido ya que el producto se dispensa de un tubo a través de un pincel fino. Usted necesitará una mano firme ya que pueden ser muy difíciles de aplicar y no muy indulgentes si va mal, pero es ideal para aplicaciones dramáticas.

Delineador en gel

Este delineador es más cremoso que las versiones líquidas y se desliza fácilmente, pero tardará más en secar que los delineadores de ojos líquidos y puede ser manchado fácilmente, ya sea a propósito o por error. Como tal, puede también ser utilizado como una base para sombras de ojos.

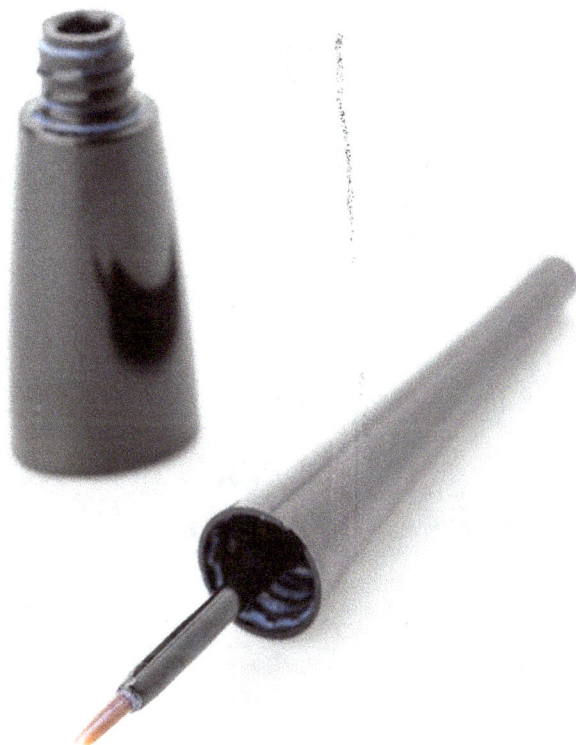

Sombra de ojos como delineador

Con un pincel de cerdas duras, puede utilizar sombra de ojos como un delineador de ojos para dibujar una línea gruesa a lo largo de sus pestañas. La ventaja de este método es que puede proporcionar una sutil mirada diurna que puede ampliarse fácilmente para un aspecto nocturno. Usted no puede utilizar sombra de ojos como un delineador de ojos para su línea de las pestañas inferiores, ya que irrita los ojos y no permanecerá.

Tome extra cuidado con los productos delineadores ya que tiene el riesgo de transferir bacterias al ojo y tener una infección. Si ha utilizado los productos y ha tenido una infección del ojo, necesita deshacerse de los elementos y reponerlos, ya que de lo contrario corre el riesgo de una infección repetida.

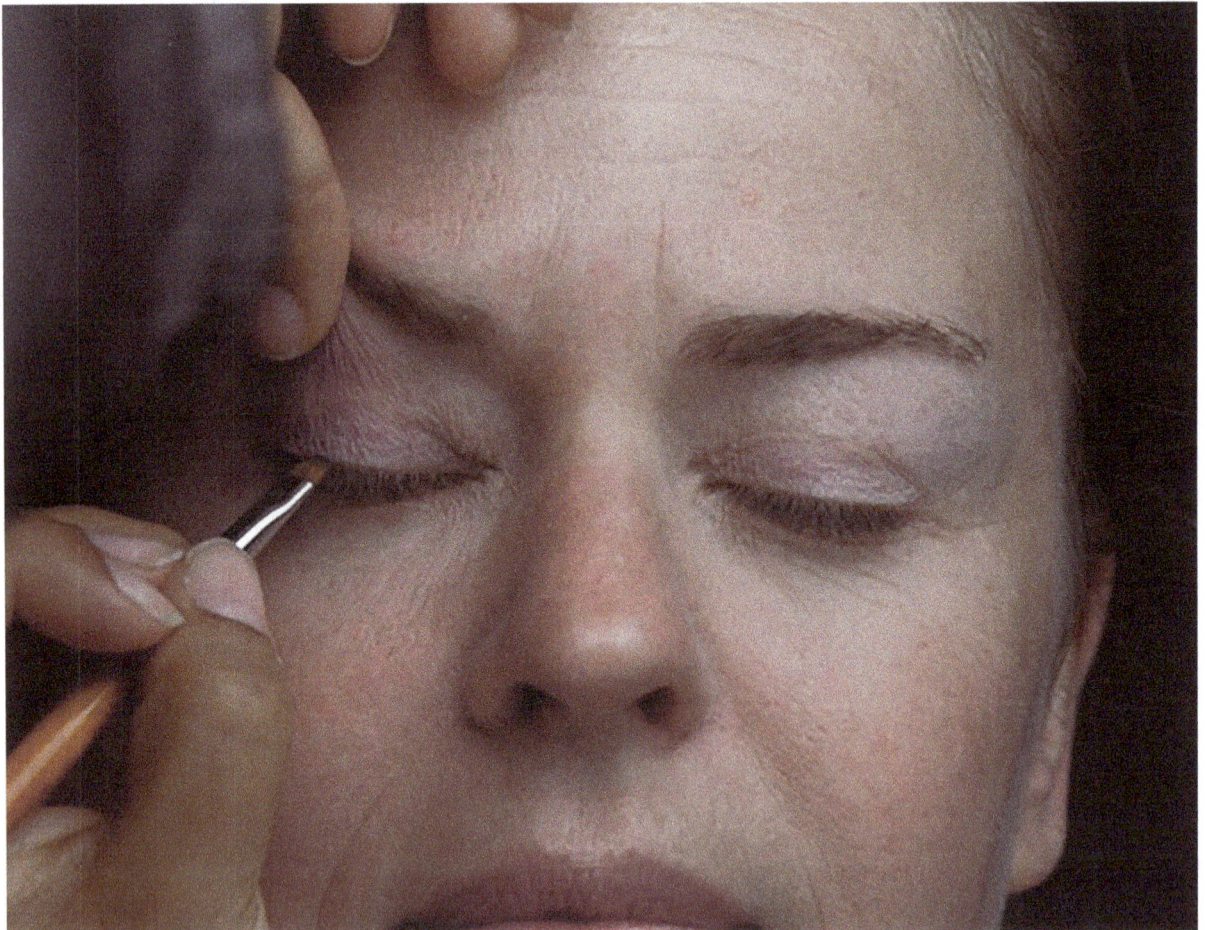

Rimel

El rimel se utiliza para definir, espesar y rizarse las pestañas para enmarcar los ojos y las opciones son interminables, pero los principales tipos son los rimeles para dar volumen, alargar y rizar.

Para dar Volumen

Estos rimeles son apropiados para alguien con pestañas finas o delgadas. Funcionan mediante la construcción de espesor a través de ingredientes tales como polímeros y ceras, por lo que la fórmula se pega a las pestañas, así como el producto en sí, creando una mirada más llena. Las varitas para dar volumen son generalmente más largas con cerdas finas, espaciadas uniformemente para asegurar una buena cobertura.

Alargadores

Estos rimeles son apropiados para alguien con pestañas cortas y son más eficaces de usar después de usar un rizador de pestañas. Ellos tienen una fórmula más fina para que el líquido sea fácilmente transferido a la pestaña, cubriendo cada una totalmente de la raíz a la punta. Las cerdas en las varitas de alargamiento son generalmente más cortas y más cercanas para asegurar que el rimel se deslice en toda la pestaña.

Rizadores

Estos rimeles son apropiados para alguien que no le gusta usar un rizador de pestañas, pero quiere crear una mirada con los ojos abiertos. Como el rimel voluminizador, la fórmula es más gruesa e incluye polímeros, pero la varita estará generalmente firmemente poblada y curvada para estimular a las pestañas a rizarse naturalmente.

Dentro de cada tipo de rimeles, hay dos opciones más: impermeable y no impermeable.

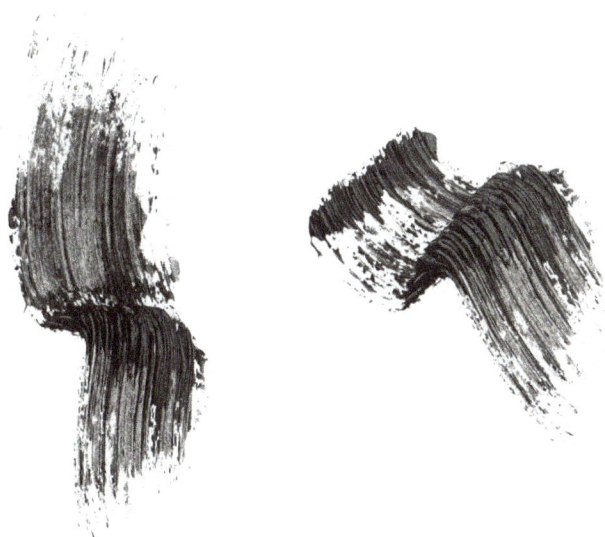

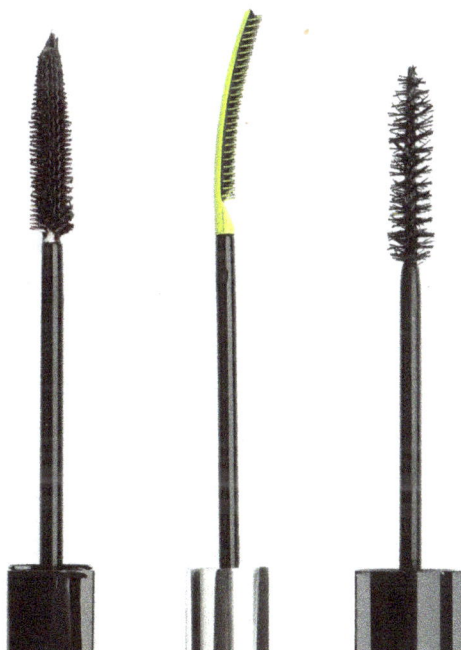

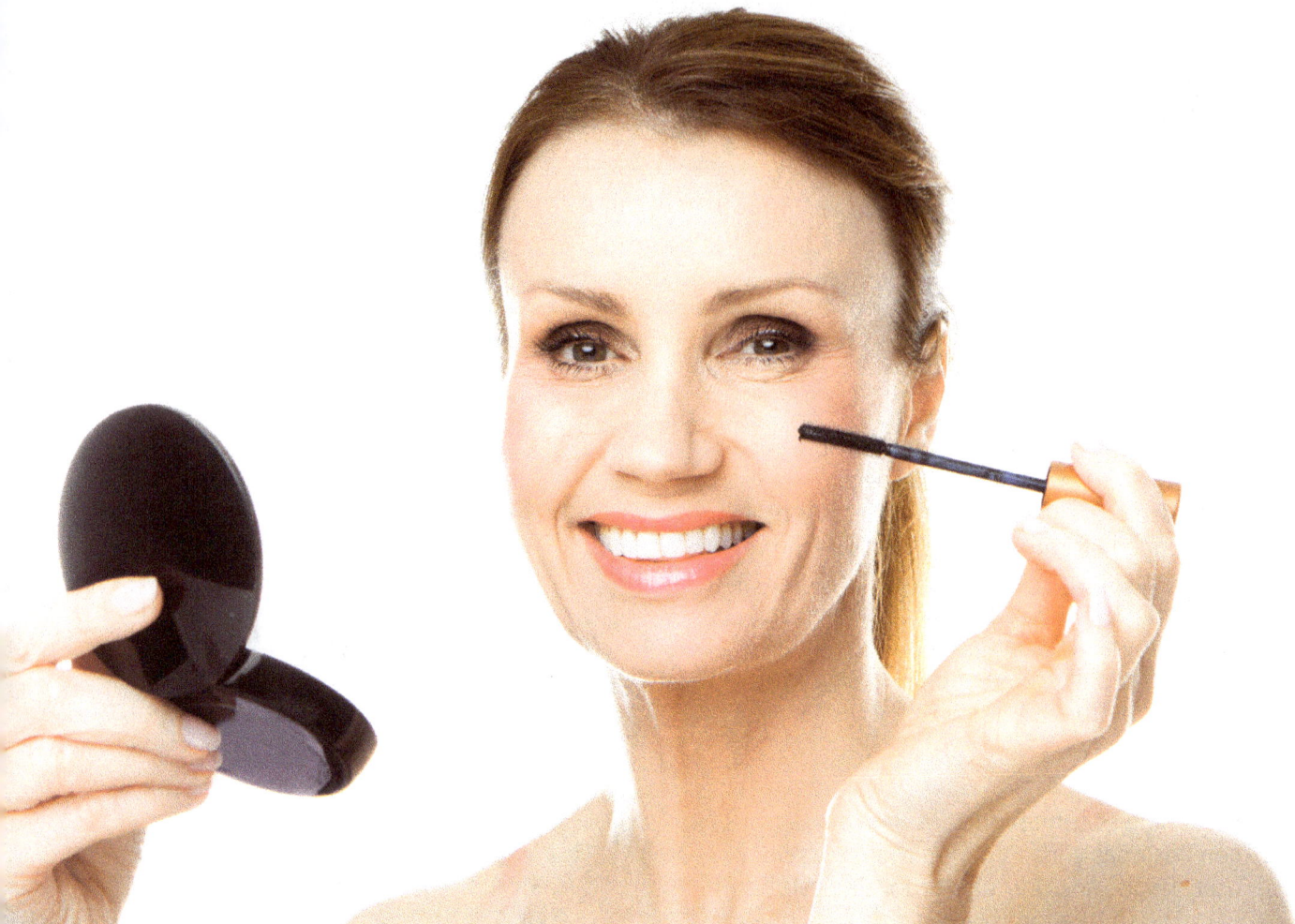

Rímel resistente al agua

El beneficio de rimeles impermeables es que duran mucho tiempo y no se corren o manchan cuando se exponen a cualquier forma de agua, sea de lluvia, mar, lágrimas o sudor. La desventaja es que se sienten más pesadas y sólo se pueden quitar correctamente utilizando una solución de eliminación de rimel a base de aceite.

Los rimeles impermeables no están diseñados para su uso diario ya que secan las pestañas y su retiro puede ser duro para la zona de los ojos.

Rímel no resistente al agua

Estos rimeles se deslizan y corren más fácilmente y es poco probable que duren toda el día y noche, pero son más ligeros de usar y fáciles de limpiar antes de que los retire para la noche. Es mejor usar el rímel no resistente al agua de forma regular y guardar las opciones impermeables para ocasiones especiales.

Tome extra cuidado con los productos delineadores ya que corre el riesgo de transferir bacterias al ojo y tener una infección. Si ha utilizado los productos y ha tenido una infección del ojo, necesita deshacerse de los elementos y reponerlos, ya que de lo contrario corre el riesgo de una infección repetida.

Rubor

El rubor está diseñado para ayudar a perfilar su rostro con un poco de color y, como la base, viene en una variedad de formas.

Rubor en polvo

Aplicado con una brocha, el rubor con polvos sueltos es mejor para la piel grasa y puede dar color de larga duración que puede construirse para ser tan denso como desee.

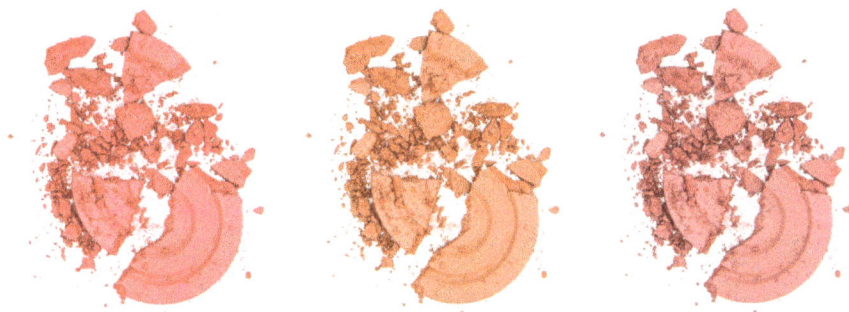

Rubor en crema

El rubor en crema viene en forma de tubo o varita, así como en recipientes pequeños o estuches compactos. Mientras que la crema se puede mezclar más fácilmente que el polvo, también le dará un color más fuerte desde el principio, así que aplíquelo con moderación y mézclelo con las yemas de sus dedos. El rubor en crema también hidrata su piel y así que es conveniente para la piel seca o más madura.

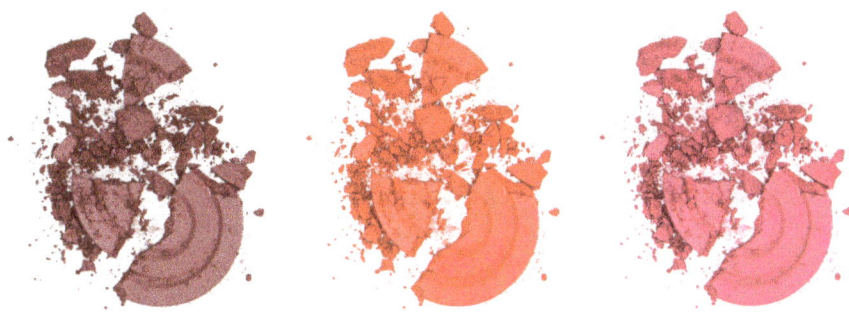

Rubor en Gel o Rubor Líquido

Muchos rubores líquidos son libres de aceite y por lo tanto son adecuados para pieles aceitosas a normales. Los rubores líquidos son más delgados en consistencia, mientras que los geles no son tan sueltos. Típicamente estos son rubores de secado rápido y así no se difunden o se mezclan tan fácilmente, y son muy pigmentados, así que un poco hace un largo camino.

Brillo o Bronceador

Estos polvos ligeros son ideales para empolvar la cara entera, no sólo en las mejillas y están diseñados para añadir calidez y brillo a su maquillaje, mejorando la piel bronceada naturalmente. Ellos son particularmente eficaces en la piel más oscura para dar un brillo saludable.

Lápiz labial

Los lápices de labios están diseñados para realzar el color de sus labios y vienen en una gama de acabados, así como una selección de formatos. Para que cualquier lápiz labial aguante, sin embargo, sus labios deben estar bien hidratados. Para mantener sus labios en las mejores condiciones besables, aplique un exfoliante una vez por semana y termine con algún bálsamo calmante. Haga su propio exfoliante de labios mezclando 1 cucharadita de azúcar morena fina con 1 cucharadita de miel orgánica.

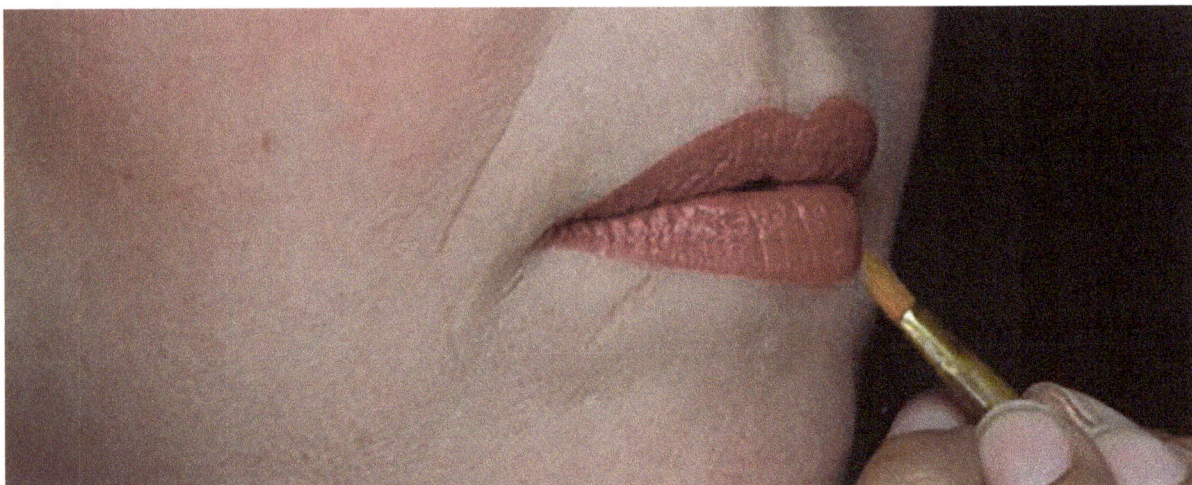

Lápiz labial mate

Estos palillos tradicionales son excelentes para aplicar un color plano, de apariencia natural y pueden ayudar a que sus labios parezcan más suaves.

Lápiz labial hidratante

Si sus labios están muy secos, incluso con un exfoliante hidratante y bálsamo regular, pruebe un lápiz labial hidratante para nutrir sus labios mientras los colorea. Debido a la humedad adicional, estos labiales dejarán sus labios viéndose brillosos.

Lápiz labial satinado

Los lápices labiales satinados y puros también proporcionarán humedad adicional para labios secos o agrietados ya que tienen un alto contenido de aceite. Tenga en cuenta que el color en el envase puede aparecer más oscuro que la versión aplicada, y es probable que necesite volver a aplicarlo durante todo el día.

Lápiz labial perlado

También conocido como helado, estos lápices labiales dejarán sus labios con un brillo que brilla y reluce. Como resultado de la fórmula, pueden sentirse muy pesados en los labios y dejarlos secos por lo que son guardados mejor para su uso ocasional.

Lápices labiales de larga duración

Existen versiones más duras de los lápices labiales normales, y mientras que con ellos no tiene que volver a aplicar el maquillaje, pueden sentirse más pesados y requerir hidratación adicional antes de su uso.

Brillo de labios

Esta barra de labios es más líquida que sólida y hace los labios brillar, así como mejora la apariencia de la forma. Un brillo claro puede aplicarse sobre un tradicional color mate para un extra brillo y protección.

Delineador de Labios

Un trazador de líneas se puede utilizar para delinear los labios y dar aumento o disminución de la definición a la forma y tamaño de la boca como sea necesario. Usted puede utilizar el mismo color que su lápiz labial, o un tono más oscuro para una mayor definición.

No debería reutilizar lápiz labial, delineador, brillo o bálsamo si usted lo ha aplicado directamente cuando estuvo infectada con herpes labial. Si usted utiliza un dedo para aplicar el bálsamo de una vez y luego se lava las manos, el bálsamo restante debe permanecer sin infección.

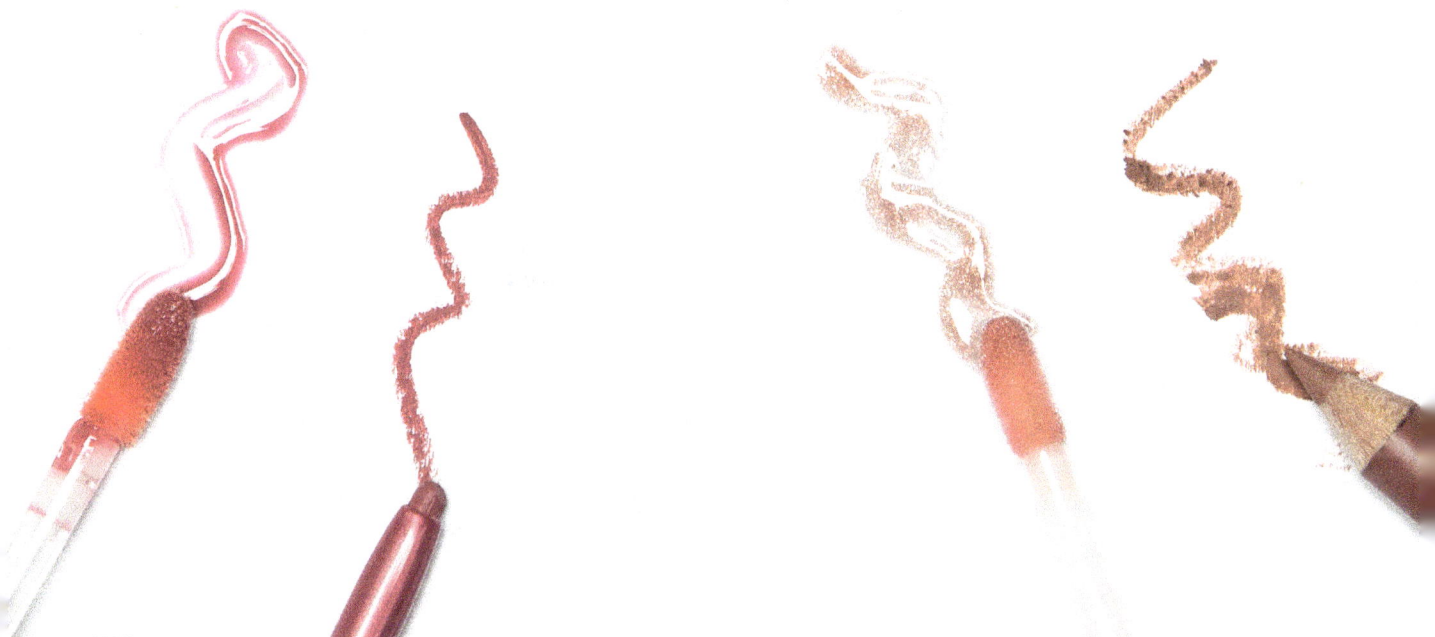

VIDA ÚTIL DEL MAQUILLAJE

Como con todos los productos de belleza, el maquillaje tiene una vida útil por lo que es mejor actualizar sus productos de manera regular. Mientras que cada elemento tiene su propia vida útil, un producto fuera de fecha es probable que sea menos eficaz y más difícil de aplicar, lo que realmente es más perjudicial para usted, debe ser particularmente cuidadosa con los productos de labios si tiene un herpes labial y maquillaje de los ojos si usted ha sufrido una infección ocular.

Aquí hay una guía para la vida útil regular del artículo, pero recuerde que debe usar sus ojos y nariz para determinar si algo está pasado de su fecha – si huele, se ve raro o cambió de consistencia, entonces tírelo.

Base en polvo - 2 años
Base líquida – 12-18 meses
Sombra de Ojos - 3 años
Lápiz delineador - 3 años,
Delineador de ojos líquido: 3-4 meses
Rimel- 3-4 meses
Rubor en crema – 1 año
Rubor en polvo - 2 años
Lapiz labial – 1-2 años
Delineador de labios - Hasta 3 años

Con cualquier producto líquido en un tubo, no bombee la varilla hacia dentro y fuera, ya que expone el líquido al aire y se seca más rápido.

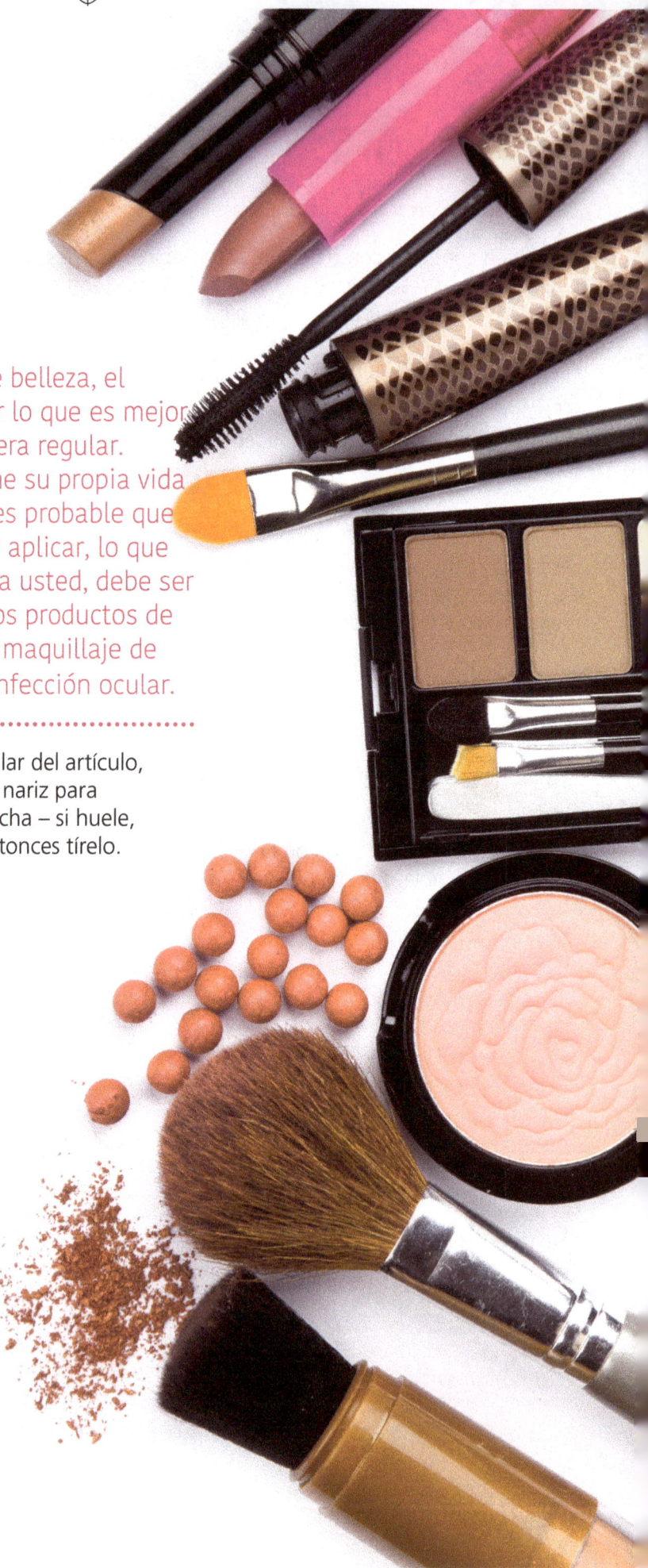

INGREDIENTES DEL MAQUILLAJE

Como con todos los productos de belleza, debe apuntar a que el maquillaje sea tan natural como es posible, pero a pesar de todo hay algunos productos que buscar y evitar en la medida de lo posible.

Parabenos

Estos conservantes han recibido mucha atención de los medios en la última década, ya que han sido vinculados a un mayor riesgo de cáncer de mama. Los productos químicos que previenen el crecimiento de bacterias en su maquillaje también imitan el estrógeno que se absorbe a través de la piel y muchos se han relacionado con tumores de mama.

Propilenglicol

Este alcohol orgánico es a menudo utilizado como un acondicionador de la piel, pero también es un conocido irritante de la piel y se ha relacionado con dermatitis y urticaria.

Oxicloruro de bismuto

Se encuentra a menudo en la base en polvo mineral, este ingrediente natural es un irritante para la mayoría de las personas, provocando picor, enrojecimiento e inflamación, particularmente cuando la persona suda.

BHA (hidroxianisol butilado) y el BHT (Butil hidroxitolueno)

Estos antioxidantes sintéticos actúan como conservantes, pero también se piensa para causan cáncer, reacciones alérgicas e interrumpen la función hormonal.

Aceite mineral

Otro conservante, este subproducto de petróleo obstruye los poros de la piel y previene la eliminación de toxinas. Ya que frena el proceso de regeneración natural de la piel, también resulta en un envejecimiento prematuro.

Metales pesados - Plomo, mercurio, cadmio, arsénico y níquel entre otros

Diferentes metales pesados se han encontrado en el maquillaje y los productos tienden a tener dos o más de los metales más preocupantes.

Estos elementos se acumulan en el cuerpo y causan diferentes problemas de salud con el tiempo, incluyendo cáncer, problemas neurológicos, pérdida de memoria, cambios de humor y problemas renales, dolores de cabeza, vómitos, náusea y dermatitis.

SUGERENCIA: Puede comprobar su lápiz labial para la presencia de metales pesados al frotarlo en el lado brillante de un pedazo de papel de aluminio. Frote la misma área en un círculo con un pañuelo durante 10 segundos, si sale negro, existen metales pesados presentes en el maquillaje, si está claro, entonces está bien.

HERRAMIENTAS PARA EL MAQUILLAJE

Una vez que haya elegido su maquillaje necesitará herramientas del comercio, pero esto no significa salir y gastar una pequeña fortuna en pinceles, esponjas y cada pieza del kit disponible. En cambio, si selecciona cuidadosamente unos cuantos buenos pinceles, puede completar su aplicación sin demasiado alboroto. De hecho, a veces es mejor invertir en unos pinceles de calidad sobre un montón de maquillaje caro.

Tipos de cerdas

Los pinceles de maquillaje de buena calidad consisten en cerdas densamente empacadas en una forma conveniente para su trabajo,

y un asa de madera o de plástico resistente que se siente cómoda. Un buen cepillo cubrirá hasta los fallos del maquillaje más barato, mientras que un pincel barato se aglutinara incluso con el mejor maquillaje.

Las cerdas naturales son mejores para los polvos ya que son más suaves, porque son reales, tienen una cutícula que ayuda a mantener el pigmento. Las opciones populares son sable, ardilla, cabra y pony, sin embargo muchas empresas de cerdas naturales han sido empañadas por la crueldad hacia los animales y prácticas poco éticas.

Los cepillos sintéticos son mejores para la aplicación de crema o líquidos, y hoy en día las cerdas de buena calidad hechas por el hombre son pelos casi como naturales para polvos que han sido diseñados para imitar la cutícula.

Tipos de cepillos

En lugar de comprar un kit prefabricado con 12, 24 o incluso 32 pinceles innecesarios, empiece con esta selección de cepillos estándar y añada uno cuando encuentre que realmente le falte, ¡las posibilidades son que a usted no le faltará!

Cepillo de base

Un pincel plano pequeño utilizado para aplicar base en pinceladas amplias. Una combinación de pelos naturales y sintéticos da lo mejor de ambos mundos; un cepillo que recoge el maquillaje pero que no se atasca. Lejos quedaron los días de aplicar la base con una esponja, por el contrario elija un cepillo con forma plana y una punta moldeada para mezclar fácilmente el maquillaje.

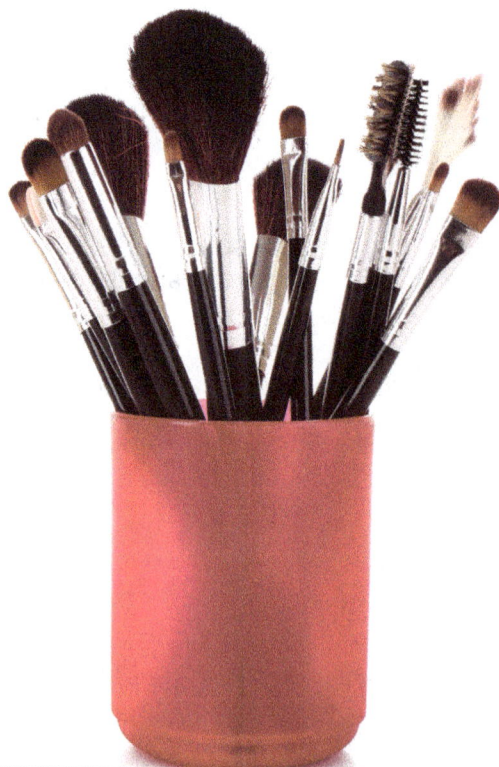

Esponja de maquillaje

Aunque los cepillos generalmente se consideran ser el mejor método para aplicar la base, algunas personas todavía favorecen las esponjas de maquillaje.

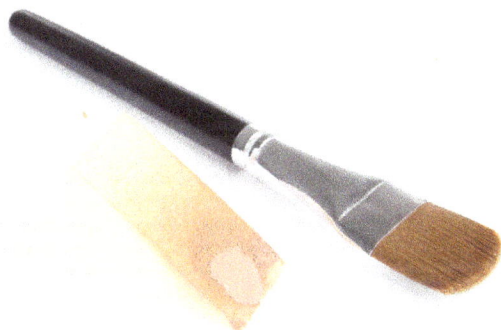

Pincel corrector

Un cepillo pequeño, rígido y plano que permite una precisión de mezcla para cubrir imperfecciones. Opte por cerdas sintéticas para evitar obstrucciones.

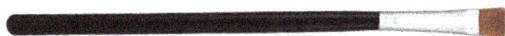

Cepillo jumbo/polvo

Un cepillo de tamaño mediano grande de cabeza redonda para aplicar polvo en áreas específicas de la cara como la frente, nariz y barbilla que pueden tender a ser grasosas.

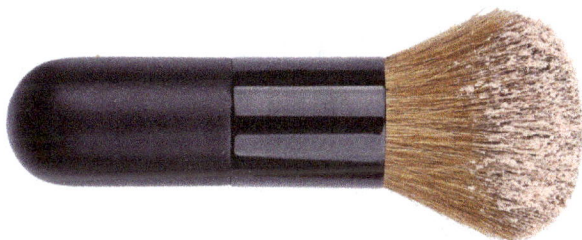

Brocha de Rubor

Un cepillo un poco más pequeño, en forma de cúpula para el contorno de las mejillas con rubor, bronceador o iluminaciones. Busque un cepillo de mango largo con una cabeza de tamaño mediano con el tacto más sedoso que usted pueda permitirse.

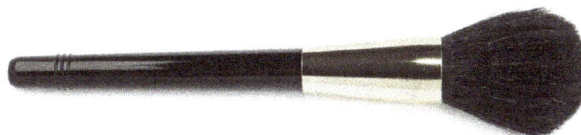

Cepillo de tapa de sombra de ojos

Un cepillo pequeño de cerdas suaves muy densamente poblado, que se siente suave y sedoso al tacto. Elija una forma de media luna para trabajos de precisión en un área apretada.

Cepillo para rimel

Hay una gama de cepillos de rimel de pestañas disponibles para ayudarle a lograr impresionantes pestañas. Cualquiera que sea la forma del cepillo, uno con cerdas largas le ayudará a definir sus pestañas mientras que uno con cerdas más cortas puede lograr una aplicación gruesa.

Las cerdas de goma tienden a dar una cobertura lisa, incluso ayudándole a construir capas en partes difíciles de llegar, mientras que un cepillo curvo dará a sus pestañas extra curva y funcionará mejor con rimel a prueba de manchas.

Peine de pestañas

Pase un peine especial por sus pestañas después de aplicar rimel de pestañas para separar y definir sus pestañas desde la raíz hasta la punta.

GUÍA DE CEPILLO DE OJOS

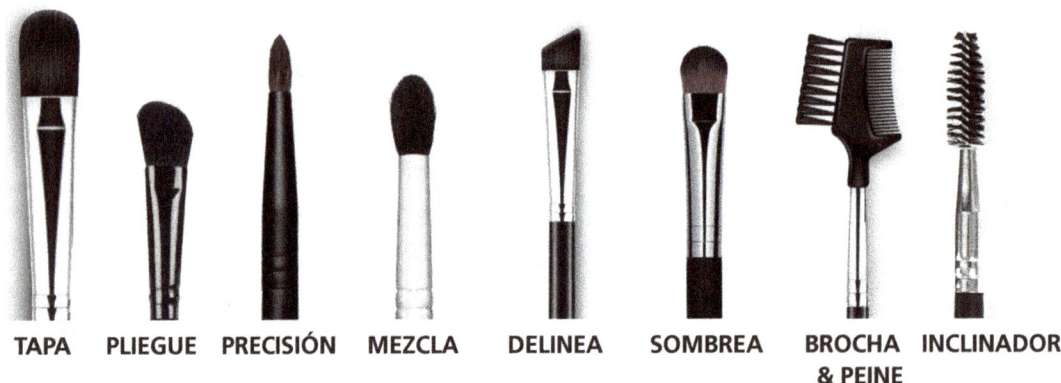

| TAPA | PLIEGUE | PRECISIÓN | MEZCLA | DELINEA | SOMBREA | BROCHA & PEINE | INCLINADOR |

Pincel de labios

Una punta pequeña, firme pero flexible de cerdas sintéticas para aplicar lápiz labial en forma controlada. A menudo vienen con una punta retráctil para guardarlos en un bolso sin problemas.

Rizador de pestañas

El rimel le ayudará a definir las pestañas, pero incluso la mejor fórmula tiene sus límites. Si realmente desea que sus pestañas se ricen y destaquen, pruebe con un rizador de pestañas de buena calidad. Fácil y sin dolor de usar, este gadget inteligente rizará suavemente incluso las pestañas más obstinadamente rectas y las hará parecer aún más curvadas, permitiendo que su rimel haga su trabajo

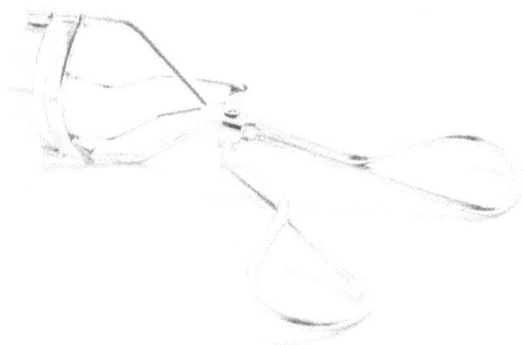

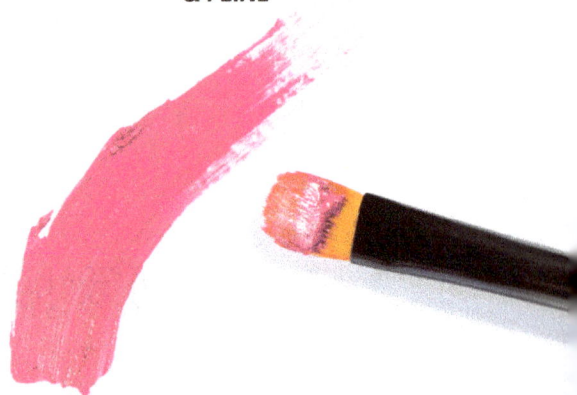

Papel secante de aceite

Un kit de maquillaje no está completo sin papeles secantes de aceite. Estos pequeños cuadros pueden hacer una gran diferencia cuando está fuera de casa – manténgalos a mano, incluso en el bolso más pequeño, para eliminar cualquier exceso de aceite discreta y rápidamente, especialmente si alguien saca una cámara.

Bastoncillos de algodón

Asimismo, los bastoncillos de algodón pueden rescatar los errores de maquillaje como demasiada sombra de ojos aplicada, algo de rimel delineador demasiado dibujado, manchado o un error de esmalte de uñas. Estas herramientas versátiles y baratas deben siempre estar en su bolsa de maquillaje, estuche de viaje y bolso para ayudar cada vez que necesite.

LIMPIEZA DE CEPILLOS

Con un poco de cuidado y mantenimiento, los pinceles de maquillaje de buena calidad le servirán durante mucho tiempo, razón por la cual vale la pena invertir en un sistema decente para empezar. Algunos cepillos necesitan TLC más regularmente que otros para asegurarse de que los está manteniendo en las mejores condiciones posibles.

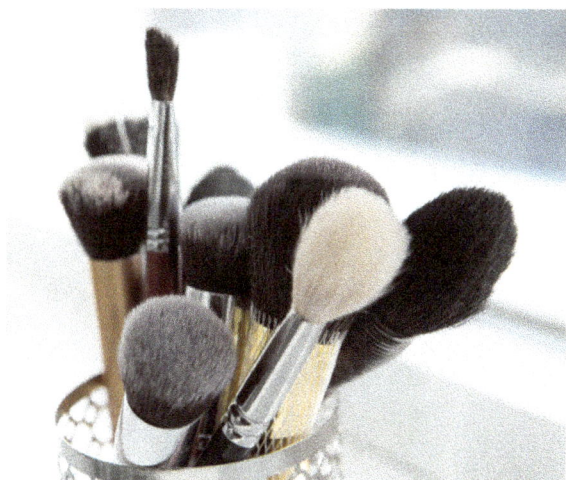

Usted puede comprar un limpiador de pinceles de maquillaje en la farmacia, el cual puede ser rociado en un pañuelo para limpiar pinceles de una manera diaria. Para una más profunda limpieza, mezcle una solución suave de champú para bebés en agua tibia y lave bien los pinceles. Una vez que ha lavado sus pinceles, póngalos sobre una toalla plana y seca, idealmente con el mango ligeramente levantado de modo que no recoja la humedad en la carcasa que sostiene las cerdas.

Cepillos de base y corrector

Estos son los más importantes cepillos a mantener limpios ya que tienen la mayoría del uso. Enjuáguelos después de cada uso para ayudar a mantener su forma, evitar que el maquillaje los obstruya o sin querer difundir aceite o suciedad de su piel.

Cepillos de polvo

Un cepillo de polvo no se obstruirá rápidamente, por lo que sólo necesitará lavar las cerdas una vez a la semana para mantener estas herramientas limpias y en perfecto estado.

Cepillo de sombra de ojos

Estos cepillos no necesitan limpiarse tan a menudo y pueden ser enjuagados una vez al mes para mantenerlos en buen estado.

Rizador de pestañas

Limpie los rizadores con un paño para maquillaje una vez por semana y reemplace las almohadillas de goma regularmente para mantener su rizador perfecto.

Brocha de Rubor

Como el cepillo de sombra de ojos, el de rubor no necesita limpiarse tan a menudo y puede ser enjuagado una vez al mes para mantenerlo en buen estado.

Pincel de labios

Estos cepillos también deben lavarse después de cada uso, incluso si utiliza el mismo color cada vez, para impedir la acumulación de bacterias y que las cerdas se pongan rígidas.

Esponja de maquillaje

Si usa esponjas de maquillaje, lávelas semanalmente en un detergente suave y deséchelas después de usarlas durante un mes.

TEORÍA DEL COLOR

Muchas mujeres no experimentan con el maquillaje ya que no están seguras de qué colores usar, mientras otras solo se apegan con las mismas dos sombras que siempre han usado. Con la comprensión de los principios de la teoría del color, podrá estar segura de que usted está usando los mejores colores para realzar su belleza natural.

CMYK/RGB Color Wheel

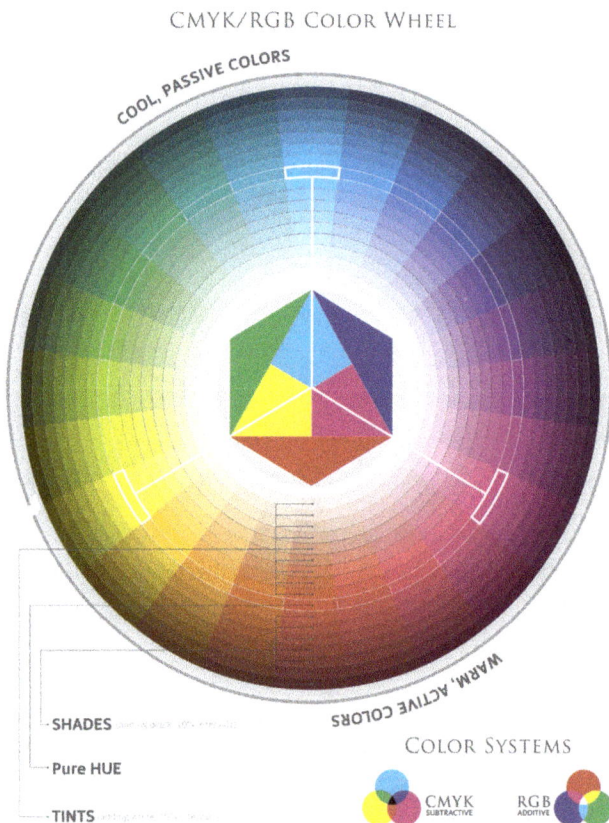

COOL, PASSIVE COLORS

WARM, ACTIVE COLORS

- SHADES
- Pure HUE
- TINTS

COLOR SYSTEMS

CMYK SUBTRACTIVE   RGB ADDITIVE

COLOR TYPES

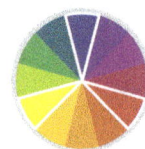
Primary

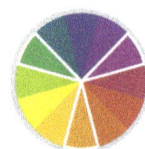
Secondary

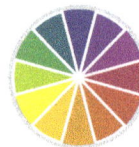
Tertiary

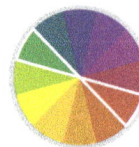
Complementary

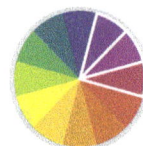
Analogous

CLASSIC COLOR SCHEMES

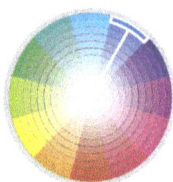
Monochromatic

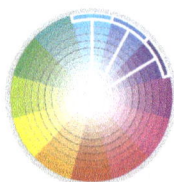
Analogous

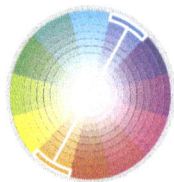
Complementary

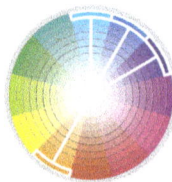
Split-complementary

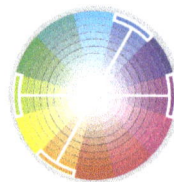
Double-Complementary

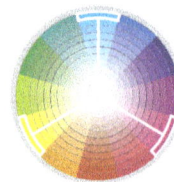
Triadic

Antes de fijarnos en los elementos técnicos, primero necesitamos entender un poco más sobre la formación del color. Si lanza su mente de regreso a clases de arte en la escuela, recuerda que hay sólo tres colores primarios – rojo, azul y amarillo. Todos los otros colores se componen de la mezcla de los tres: los colores secundarios son el producto de la mezcla de colores primarios y son púrpura, naranja y verde, mientras que los colores terciarios son mezclas entre colores primarios y secundarios como el violeta y rojo naranja.

El color puro se llama el matiz, pero puede modificarse en tres formas: el tinte aclara el color con blanco, la sombra oscurece el color con el negro, mientras que el tono cambia el matiz con gris. Los colores con una base azul son conocidos como frescos, mientras que el color base amarillo es cálido, aunque puede lograr una versión cálida de un color frío añadiendo amarillo.

Una vez que entienda la rueda de color, puede utilizarla fácilmente para ver que colores van juntos. Hay cuatro maneras principales para elegir armonías de color adecuadas para que sean agradables a la vista: monocromática, análoga, complementaria y triádica.

Esquemas monocromáticos

Esto simplemente se centra en la tonalidad de un color, pero utiliza diferentes tonos, tonalidades y tintes dentro de esa restricción para añadir profundidad a la mirada.

Es una manera fácil de saber que todos los elementos de maquillaje coincidirán y es un lugar seguro para empezar a experimentar.

Esquemas análogos

Estos usan dos o tres matices que se asientan lado a lado en la rueda de color para darle un esquema de color con diferentes tonos y matices. Los colores combinan bien y pueden utilizarse para cambiar fácilmente el maquillaje durante la luz diurna y un aspecto más dramático nocturno.

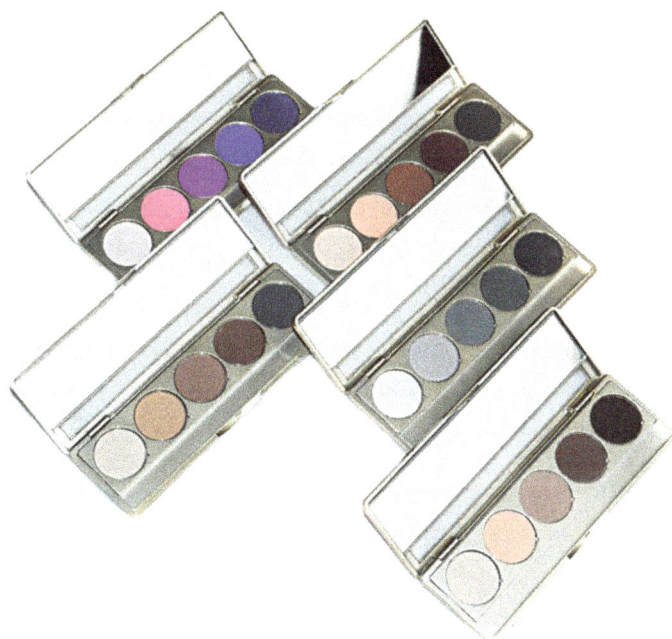

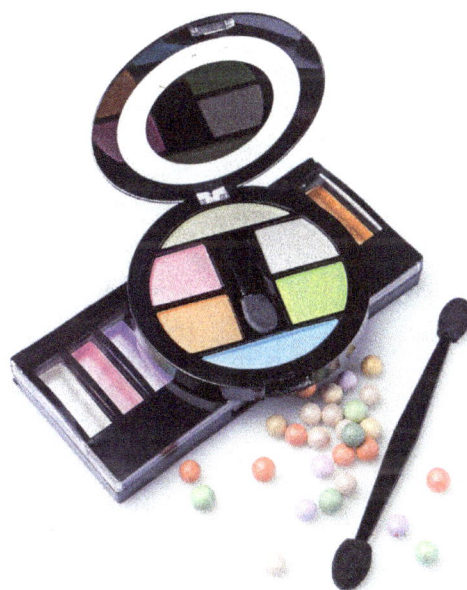

Esquemas de color complementarios

Usando tonos de lados opuestos de la rueda, los colores complementarios dan un aspecto más dramático, mientras que el aspecto triádico utiliza tres tonos en puntos equidistantes formando un triángulo en la rueda de color para una imagen divertida, impactante. (Consulte la rueda de color de la imagen de la pg 28)

Por ejemplo:

El VIOLETA es opuesto al AMARILLO en la rueda de color

El ROJO es opuesto al VERDE en la rueda de color

El AZUL es opuesto al NARANJA en la rueda de color

Cómo esto se traduce en el mundo de sombras de ojos?

Si sus ojos son azules por ejemplo, busque versiones del color naranja (no puro naranja) como óxido, cobre, coral serían los más efectivos en hacer que el color azul de sus ojos se destaque.

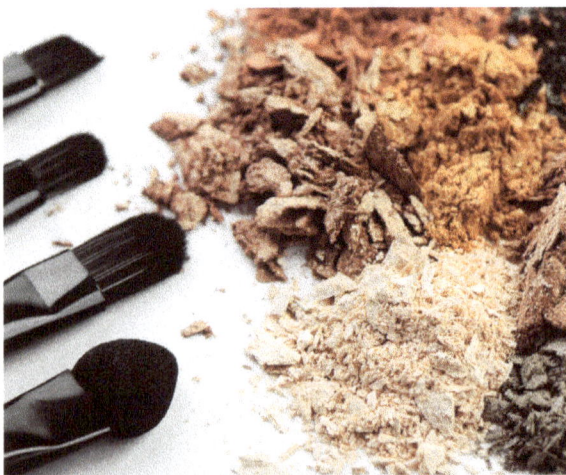

Cómo hacer que su color de ojos se destaque

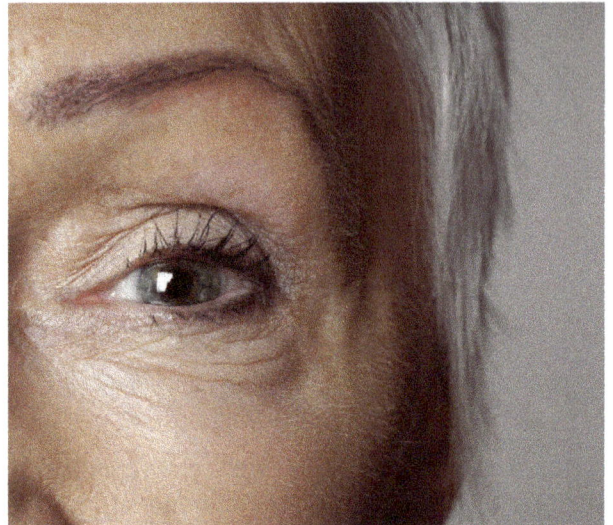

Encuentre una rueda de color (ver la rueda de color de la pg 28) y trabaje en su tono de azul, verde, avellana (si sus ojos tienen más de un color ámbar en ellos entonces caen en el tono cálido de avellana y si tienen más de un verde en ellos entonces caen en el tono más frío de avellana) u ojos marrones (¿son de un color marrón oscuro, casi negro? (frío) ¿O son más de un marrón basado en anaranjado (caliente))?

La sombra de ojos está destinada a que sus ojos se destaquen, por lo que los colores complementarios funcionan mejor. Si tiene ojos azules (el azul es naturalmente un tono frío), los colores basados en amarillo caliente como el terracota, marrones óxido, cobres y bronces ayudarán a que sus ojos se destaquen.

Si tiene ojos verdes, usted deberá usar más rojos y púrpuras.

Mientras que los ojos marrones pueden mantenerse contra más colores.

Las paletas de sombras de ojos tienden a venir en una gama de colores análogos (ver imagen de esquema de color análogo anterior), por lo que una vez que ha elegido su tonalidad puede añadirle profundidad y resaltar con tinte, matiz y tono. Los colores más oscuros pueden ser utilizados para la definición, mientras que los colores más ligeros pueden resaltar áreas y ser utilizados para la mezcla.

La teoría del color se aplica a la sombra de ojos, colorete y lápiz de labios y se basa en el color de sus ojos, tono de piel y cabello.

Así como ver el color de sus ojos y tono de piel, también es necesario considerar su paleta de temporada. Vea objetivamente su imagen en el espejo y establezca donde cae en las tres categorías siguientes de las características primarias y secundarias.

Los cuatro grupos puros resultantes son Invierno (fuerte y vivo) Otoño (fuerte pero silenciado), Verano (delicado y ligero) y Primavera (delicado y cálido), con otro cuatro intermedios tendiendo un puente sobre las brechas de los grupos. Una vez que ha establecido su coloración, puede comenzar a descubrir qué colores le convendrían más, qué tonos se ven bien en usted, ni bien ni mal, y cuáles debe evitar.

LUZ	OSCURA
Su pelo oscuro y ojos oscuros son prominentes cuando la gente la ve por primera vez.	Sus ojos serán azul claro o verde, pero no marrones, y su color de pelo natural es claro.

BLANDO SUAVE	CLARO
A veces llamado "ratonil", Los aspectos blando suaves son neutrales y se prestan a ser claros o ricos.	Si sus ojos son penetrantes y su cabello es de un color llamativo, es clara si tiene un aspecto brillante y nítido.

CÁLIDO	FRESCO
Si tiene un resplandor a todo alrededor, con tonos tierra ricos en su aspecto, su característica dominante es Cálida.	El pelo rubio o gris cenizo, con los ojos coloreados gris-azul o suaves le dan un aspecto general fresco.

TONOS DE PIEL FRESCA

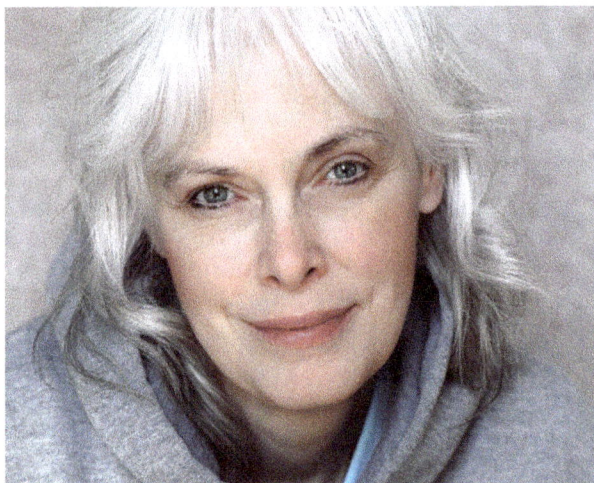

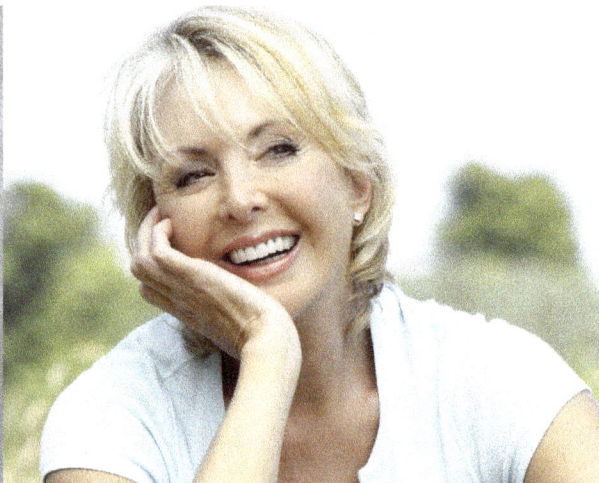

Invierno (izquierda) y Verano (derecha)

Un tono de piel fresco tiene más de un tono azul, razón por la cual los tonos fríos parecen tener las mejillas más rosadas. Los tonos de piel frescos también se ven mejor usando plata más que oro. A medida que envejece su pelo pasa más por un color blanco o plata puro (más que sus hermanas entonadas más calientes que van de una base amarillo gris). Estas mujeres se ven mejor cuando eligen colores del lado izquierdo de la rueda de color con base azul para este.

Esto no significa que usted sólo puede usar morados, azules o verdes. Esto sólo significa que cuando busque colores cualquier color en absoluto, el rojo, violeta y amarillo tienen que haberse mezclado de una base azul. Si nos fijamos en la rueda de color puede usar un violeta basado más en azul (violeta azul de ultramar) en lugar de una base rojo violeta.

A continuación hay una cartilla de colores que puede utilizar si usted tiene más de un tono fresco en su piel. Observe que ninguno de estos colores tiene un matiz naranja en ellos, son basados en azul o rosado. Y esto es lo que usted necesita buscar al comprar lápices de labios, sombras de ojos, base e incluso ropa o accesorios que lleve cerca de su cara. Observe también que hay menos marrones para elegir y que los marrones tienen más de una base carbón en ellos y los grises también tienen más de una base azul en ellos.

Observe que en la **Paleta de colores de invierno** que los colores son más intensos y que con la paleta de colores de verano que los colores son más suaves. Esto es porque las personas con una paleta de invierno tienen más profundidad de color en su piel. Los tonos invernales van desde el blanco más marfil en la piel a la sombra más oscura del marrón/negro.

Los tonos de piel veraniegos por otra parte son un poco menos intensos (véase el ejemplo de la mujer veraniega anterior en comparación con su contraparte invernal) con respecto a la cantidad/profundidad de color en la piel. Por ello, ellas se adaptan a más atenuados o más pasteles versiones de los mismos colores

Conseguir el tono adecuado de color para su piel hará que su piel venga a la vida, sus ojos relucirán y sus dientes parecerán más brillantes.

Equivocarse de color cuando tiene un tono más fresco hará que su piel parezca amarillenta y sin vida, la parte blanca de los ojos aparecerá más amarilla y también sus dientes.

Los productos para los labios de base azul se adaptarán a los tipos de piel color fresco. Estos colores se mezclan desde el lado izquierdo de la rueda de color (ver página 28)

Color de paleta invernal:

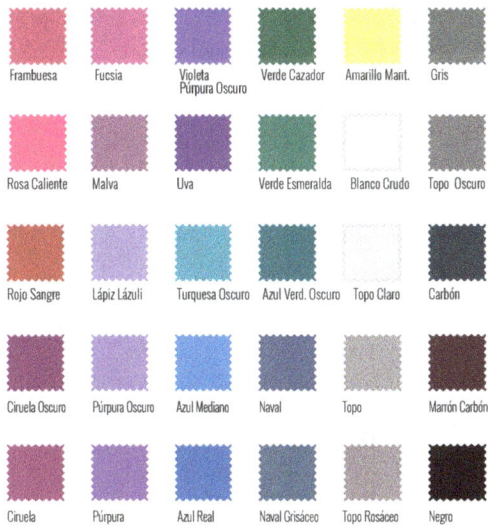

Frambuesa	Fucsia	Violeta Púrpura Oscuro	Verde Cazador	Amarillo Mant.	Gris
Rosa Caliente	Malva	Uva	Verde Esmeralda	Blanco Crudo	Topo Oscuro
Rojo Sangre	Lápiz Lázuli	Turquesa Oscuro	Azul Verd. Oscuro	Topo Claro	Carbón
Ciruela Oscuro	Púrpura Oscuro	Azul Mediano	Naval	Topo	Marrón Carbón
Ciruela	Púrpura	Azul Real	Naval Grisáceo	Topo Rosáceo	Negro

Color de paleta veraniego:

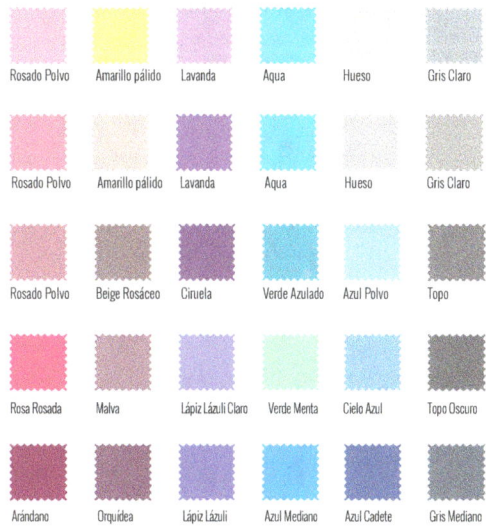

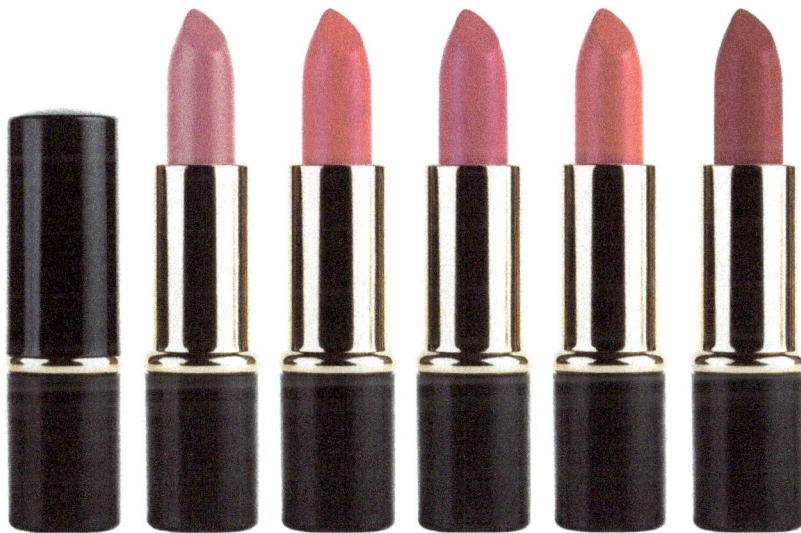

Rosado Polvo	Amarillo pálido	Lavanda	Aqua	Hueso	Gris Claro
Rosado Polvo	Amarillo pálido	Lavanda	Aqua	Hueso	Gris Claro
Rosado Polvo	Beige Rosáceo	Ciruela	Verde Azulado	Azul Polvo	Topo
Rosa Rosada	Malva	Lápiz Lázuli Claro	Verde Menta	Cielo Azul	Topo Oscuro
Arándano	Orquídea	Lápiz Lázuli	Azul Mediano	Azul Cadete	Gris Mediano

Los productos para los labios de base azul se adaptarán a los tipos de piel de color fresco. Estos colores se mezclan desde el lado izquierdo de la rueda de color

TONOS DE PIEL CÁLIDOS

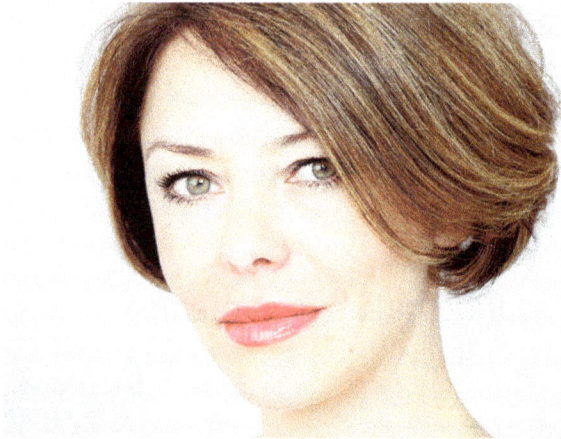

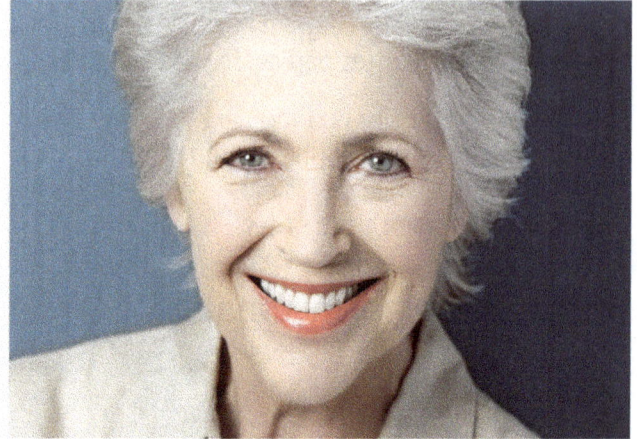

Otoño (izquierda) y Primavera (derecha)

Una persona de tonos cálidos de la piel tiene una base de color amarilla o dorada en la piel, una persona que se broncea fácilmente, con el pelo que naturalmente produce tonos cobre más cálidos a la luz del sol y que se ve bien en accesorios de oro.

A continuación hay una cartilla de colores que puede utilizar si usted tiene más de un tono cálido en su piel. Tenga en cuenta que hay verdes y azules en el gráfico que se encuentran en el lado izquierdo de la rueda de color (normalmente asociado a tonos frescos) - sin embargo, ninguno de estos colores tiene un tono azul para ellos, son más basados en naranja y rojo.

También notará que hay marrones mucho más disponibles a usar para las mujeres tonificadas más cálidas pero los marrones son de una base de color amarillo, naranja o rojo marrón. Los grises tienden a ser más que un gris de base amarilla. Y el blanco es de un blanco marfil (también conocido como blanco apagado, con una base amarilla en el.

Y esto es lo que usted necesita buscar al comprar lápices de labios, sombras de ojos, base e incluso ropa o accesorios que lleve cerca de su cara.

Observe en la Paleta de colores de otoño que los colores son más intensos y que con la paleta de colores de primavera los colores son más suaves. Esto es porque las personas con una paleta de invierno tienen más profundidad de color en su piel.

Color de paleta otoñal:

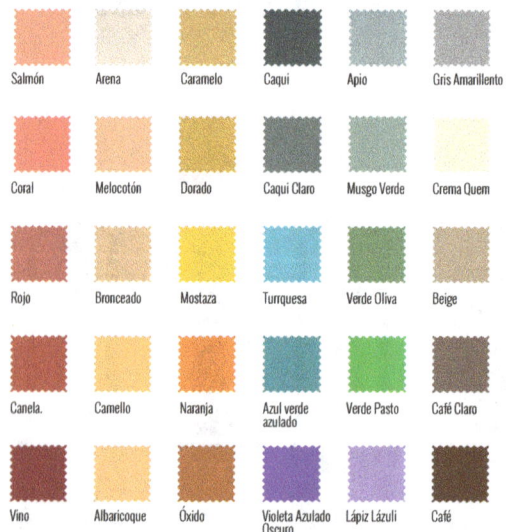

Salmón	Arena	Caramelo	Caqui	Apio	Gris Amarillento
Coral	Melocotón	Dorado	Caqui Claro	Musgo Verde	Crema Quem
Rojo	Bronceado	Mostaza	Turrquesa	Verde Oliva	Beige
Canela.	Camello	Naranja	Azul verde azulado	Verde Pasto	Café Claro
Vino	Albaricoque	Óxido	Violeta Azulado Oscuro	Lápiz Lázuli	Café

Los tonos de piel de primavera por otra parte son un poco menos intensos (véase el ejemplo de la mujer primaveral anterior en comparación con su contraparte otoñal) con respecto a la cantidad/profundidad de color en la piel. Por ello ellas se adaptan a versiones más atenuadas o más pasteles de los mismos colores

Paleta de colores primaverales:

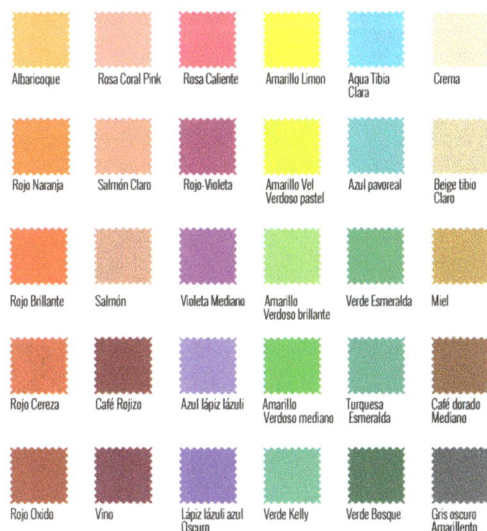

Albaricoque	Rosa Coral Pink	Rosa Caliente	Amarillo Limón	Agua Tibia Clara	Crema
Rojo Naranja	Salmón Claro	Rojo-Violeta	Amarillo Vel Verdoso pastel	Azul pavoreal	Beige tibio Claro
Rojo Brillante	Salmón	Violeta Mediano	Amarillo Verdoso brillante	Verde Esmeralda	Miel
Rojo Cereza	Café Rojizo	Azul lápiz lázuli	Amarillo Verdoso mediano	Turquesa Esmeralda	Café dorado Mediano
Rojo Oxido	Vino	Lápiz lázuli azul Oscuro	Verde Kelly	Verde Bosque	Gris oscuro Amarillento

Conseguir el tono adecuado de color para su piel hará que su piel venga a la vida, sus ojos relucirán y sus dientes parecerán más brillantes.

Equivocarse de color cuando es de un tono más la deslavará y abrumará su colorido natural.

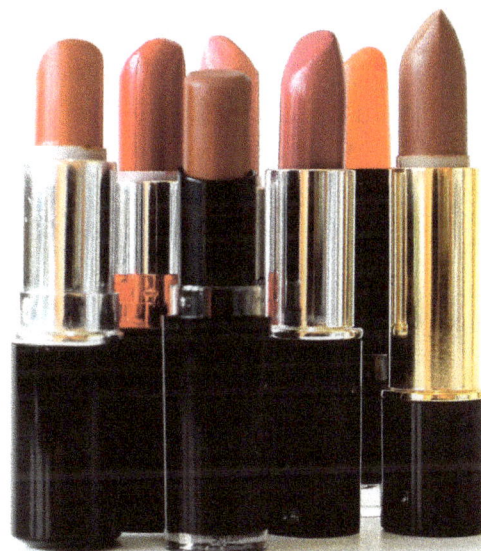

Estos rojos/naranjas le van a los tonos de piel más cálidos. Tenga en cuenta que los rojos, rosas y marrones tienen más de un naranja/amarillo en base a ellos.

Al elegir un rubor, el color no debe ser más oscuro que su color natural. Si tiene un tono de piel fresco, los rubores más ligeros, cenizos funcionarán mejor, mientras que los tonos de piel cálidos pueden usar rosas más fuertes, más oscuros con un brillo cálido.

El lápiz labial no sólo trabaja con su sombra de ojos y colores de rubor, sino que también ayuda a aprovechar al máximo el tamaño de sus labios. Si sus labios son finos, utilice un tono más claro para hacerlos aparecer más llenos, mientras que los labios gruesos pueden ser disminuidos con un tono más oscuro para hacerlos más pequeños. Un labial oscuro contra un tono de piel fresco ligeramente envejecerá a la portadora, mientras que un cálido color brillante contra un tono de piel cálido mantendrá a la usuaria con apariencia juvenil.

Por último, posiblemente le gustaría elegir sus colores para reflejar su personalidad o provocar ciertas reacciones en los demás. Aquí están los significados más comunes y las reacciones psicológicas a los colores:

Rojo:
Pasión, amor, ira, energía, sexy

Naranja:
Energía, felicidad, vitalidad, halloween

Amarillo:
Felicidad, esperanza, brillo, verano

Verde:
Nuevos inicios, abundancia, naturaleza, crecimiento

Azul:
Calma, responsabilidad, tristeza / depresión, inviernc

Rosa:
Dulce, encantador, primer amor, flores

Púrpura:
Creatividad, realeza, riqueza, romance

Negro:
Misterio, elegancia, maldad

Gris:
Temperamental, conservador, formalidad, embotado

Blanco:
Pureza, limpieza, virtud, luz, nieve

Marrón:
Naturaleza, salubridad, confiabilidad, otoño

Canela o Beige:
Conservador, piedad, embotado

Crema o marfil:
Calma, elegante, pureza

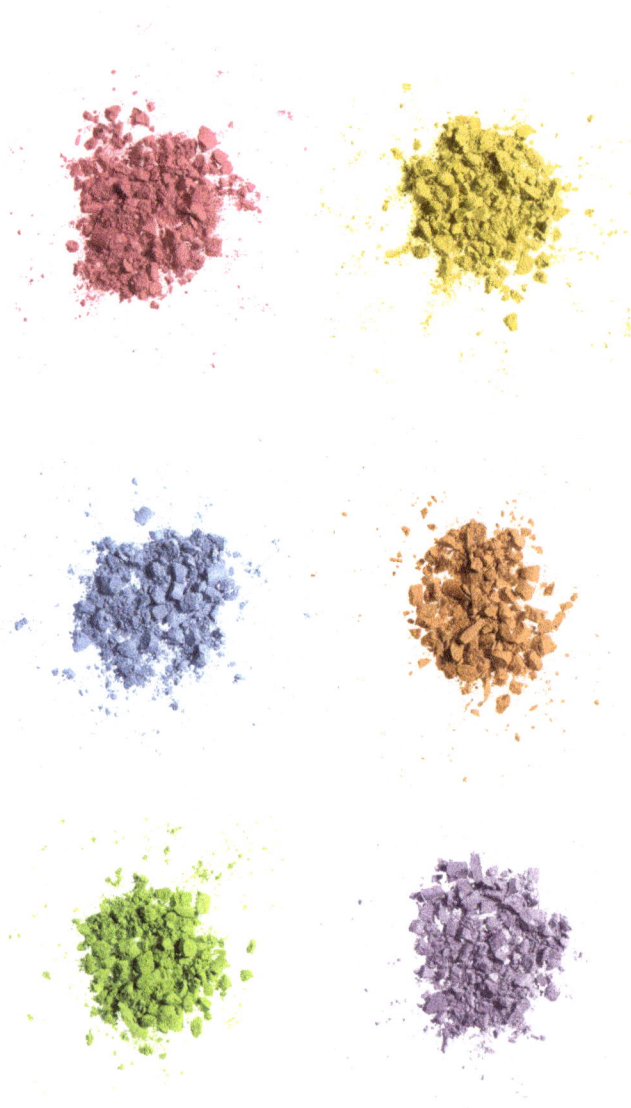

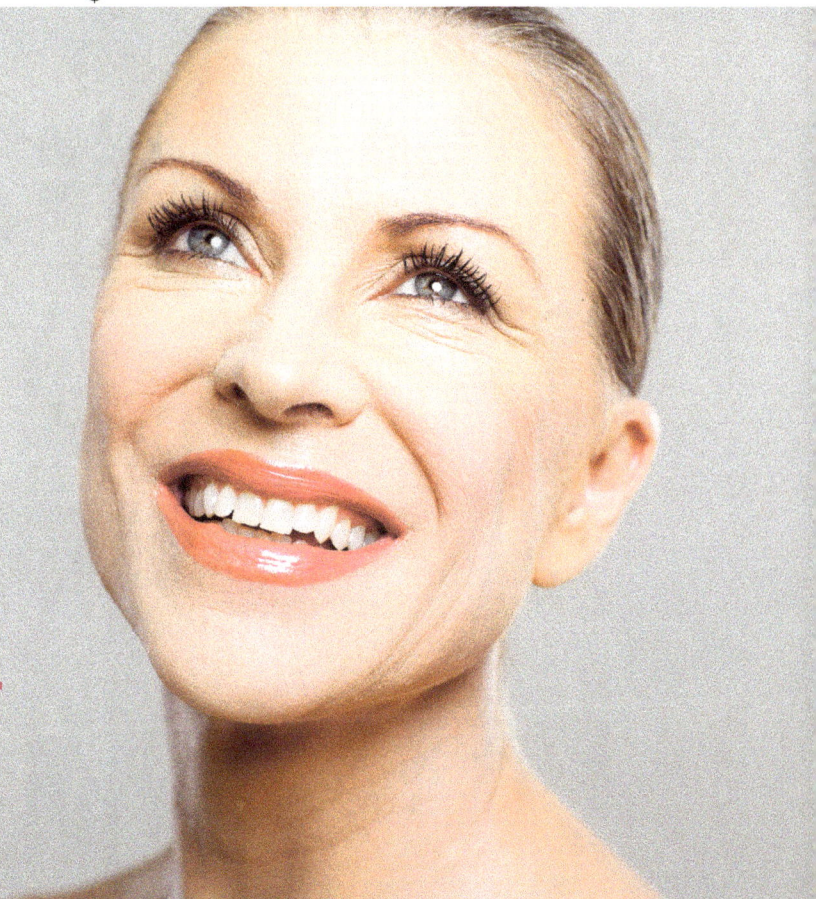

SECUENCIA DE APLICACIÓN DEL MAQUILLAJE

El maquillaje funciona mejor cuando resalta su belleza natural. Por esta razón es tan importante entender la teoría del color, su tono de piel, pelo y coloración de ojos, así como le sienta mejor. Si bien puede utilizar maquillaje para crear una imagen de declaración, es más eficaz cuando se utiliza para aclarar sus propias características, mejorar su aspecto verdadero y ayudarla a lucir lo mejor posible.

Una aplicación de maquillaje poco favorecedora tendrá el mismo impacto que una mirada dramática y llamará la atención hacia usted, mientras que una aplicación cuidadosamente mezclada que aumenta su propia belleza le dará confianza y la hará parecer más atractiva.

Aunque la base suena como debe ser, el punto de partida, lo mejor es aplicarse maquillaje antes de la base, ya que es mucho más fácil limpiar cualquier derrame de sombra de ojos de color de la piel limpia, en lugar de eliminar y rehacer la base. No hay nada peor que aplicar perfectamente su base sólo para tener que empezar de nuevo porque ha hecho caer sombra de ojos.

Sin embargo, puede completar la base de los ojos después de la base y corrector, ya que hace que la sección de base de su maquillaje dure más, al crear una barrera para evitar que su maquillaje de ojos corra por su cara. Aplique el color de contorno más oscuro hasta el borde exterior de la línea de pestañas inferior y mezcle hacia adentro terminando justo antes del conducto lagrimal. Asegúrese de que la mayoría de su pigmento de sombra de ojos está en la sección externa de la línea de pestañas inferior y que sólo una pequeña cantidad es mezclada hacia el interior o el aspecto puede ser muy pesado.

Termine con algo de rubor, lápiz labial y rimel, y estará lista para dejar que su belleza irradie para el día.

Cambio de
imagen
antes

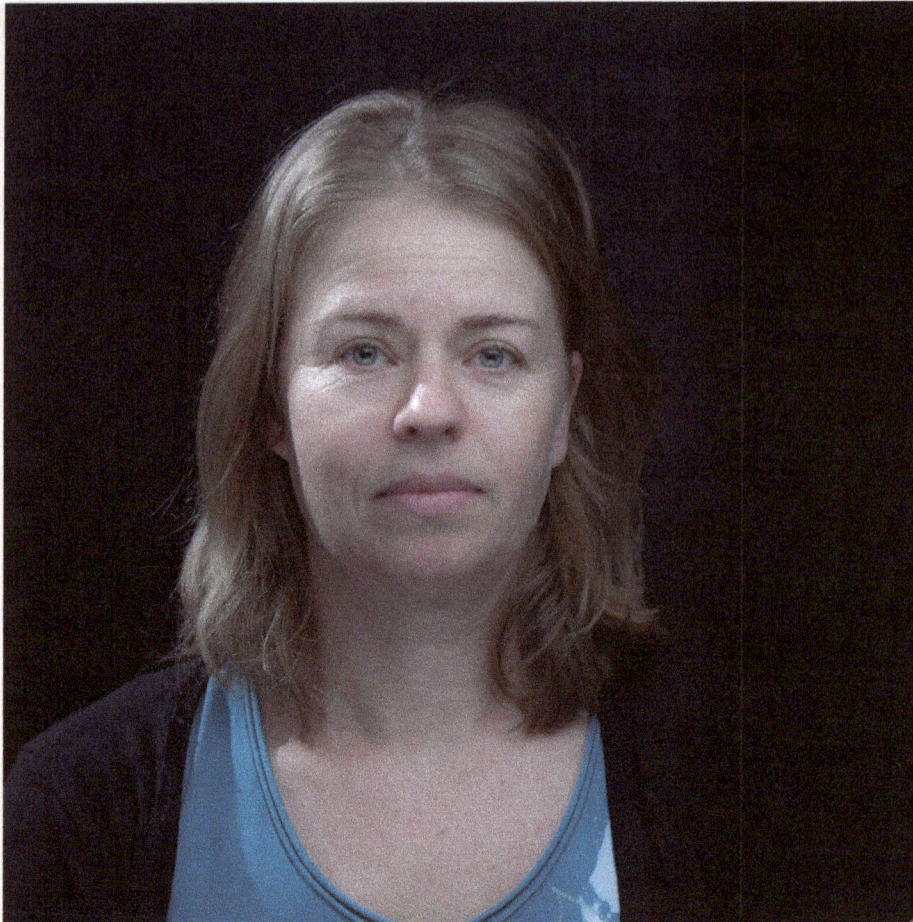

Cambio
de imagen
después

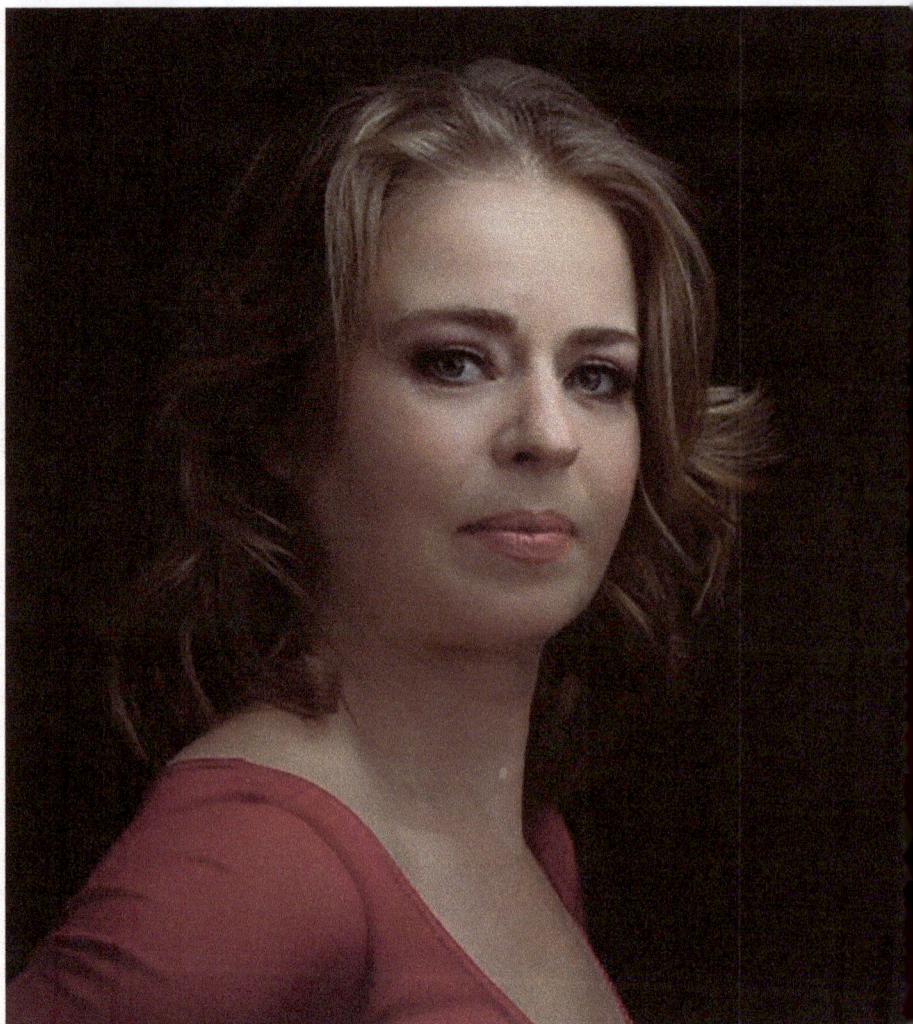

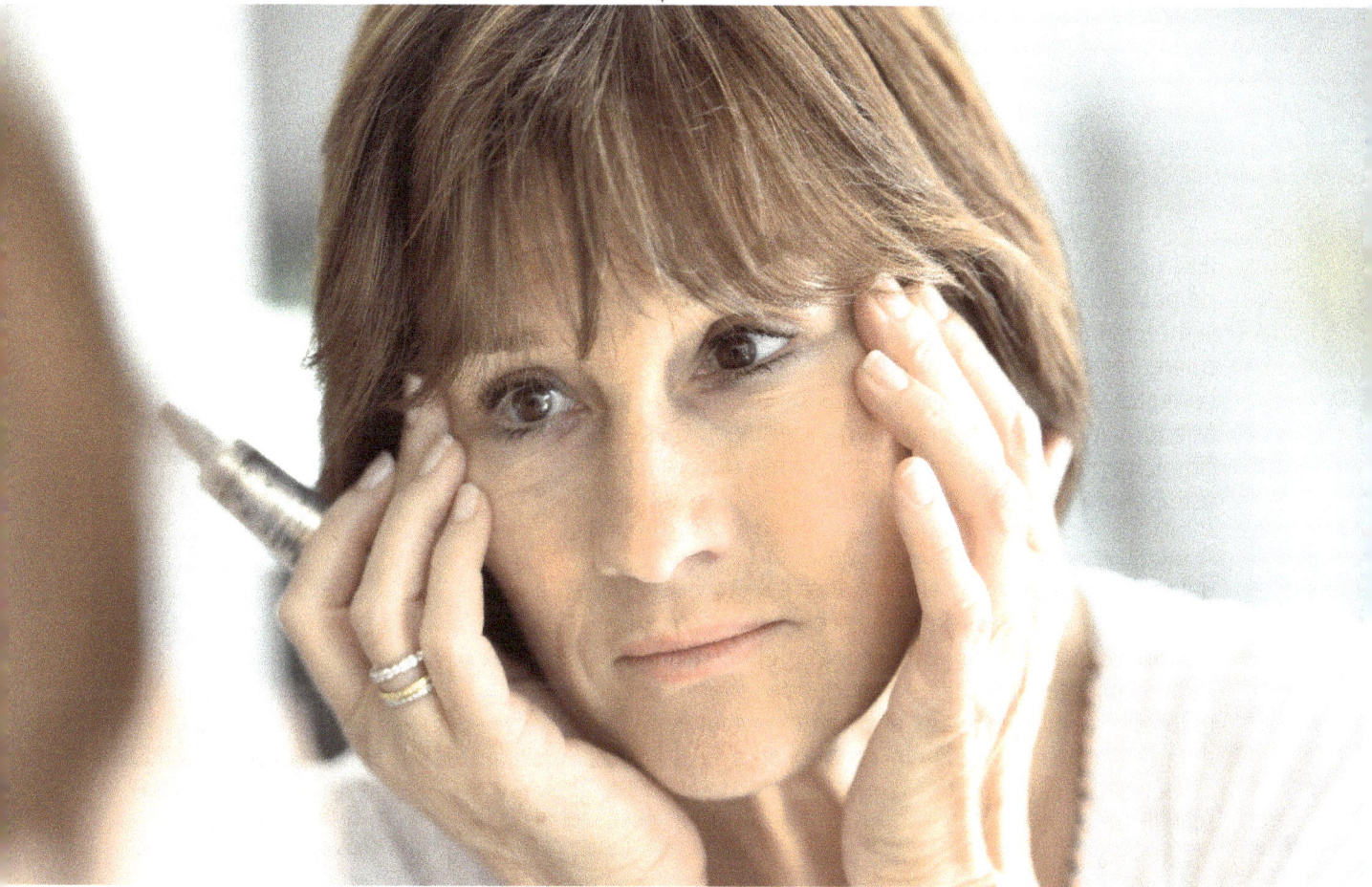

Aplicando Corrector

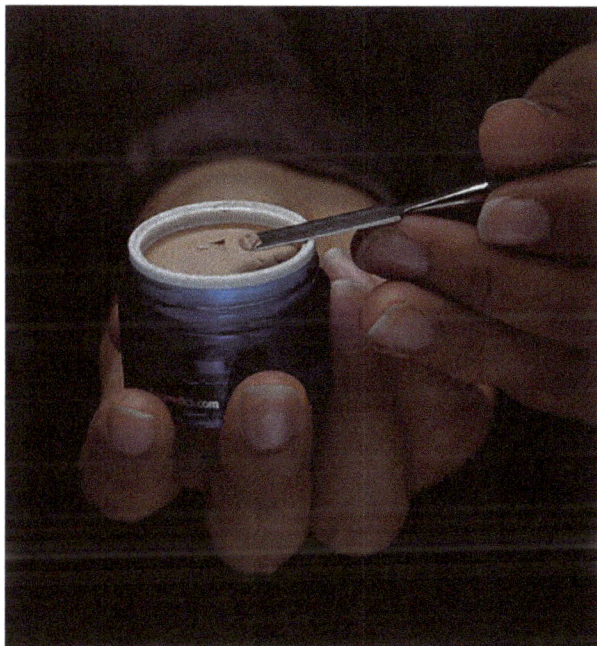

Para ocultar el área debajo de los ojos, encuentre su hueso orbital presionando alrededor de la zona de los ojos. Si presiona alrededor del área de su pestaña inferior sentirá un hueco semicircular. Este es el límite exterior, así como el punto de partida para la aplicación del corrector. Basta con aplicar el corrector a lo largo de este hueso y en el hueco alrededor de los lagrimales y luego mezcle el corrector hacia arriba y hacia fuera hacia la línea inferior de las pestañas.

(según lo indicado por la flecha roja)

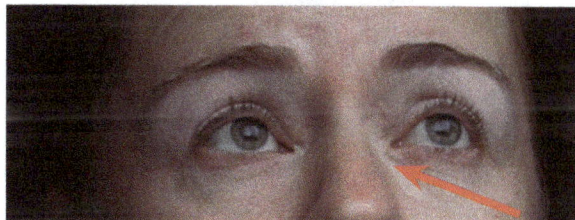

lEs importante no aplicar el corrector de la línea de pestañas inferior hacia abajo, de lo contrario si mezcla hacia arriba se verá pastoso y sin querer resalta cualquier arruga. Si siente que su corrector se está aglutinando y realmente no se asienta bien en las líneas alrededor de sus ojos, simplemente humedezca la esponja para que esté húmeda y mezcle el corrector.

A medida que la piel madura, cualquier daño del sol recogido por los años se vuelve más prominente, con imperfecciones como manchas y pigmentación (manchas marrones en la piel), daño capilar (enrojecimiento alrededor de los lados de la nariz, mejillas y el mentón a veces), lunares y los cánceres de piel comienzan a aparecer. Esto crea un tono muy desigual de la piel, lo que puede añadir fácilmente unos 10 años extras a la apariencia de la piel.

Esto puede fácilmente ser cubierto y uniformizado con corrector. Como es ligeramente más grueso en textura que la base, el corrector da mejor cobertura para cualquier imperfección.

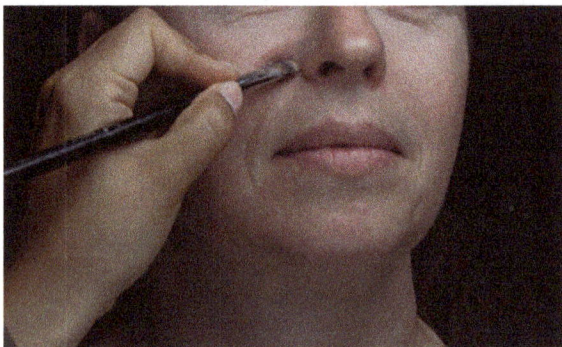

El daño capilar ocurre a menudo alrededor de los lados de la nariz, a veces extendiéndose a las mejillas y la barbilla. Sólo aplique un corrector a estas antiestéticas marcas rojas y simplemente mezclelo ya sea usando los dedos o una esponja.

Las manchas de la edad, también conocidas como manchas solares, también pueden ser cubiertas de la misma manera, recuerde mantener el corrector dentro de las fronteras de la pigmentación.

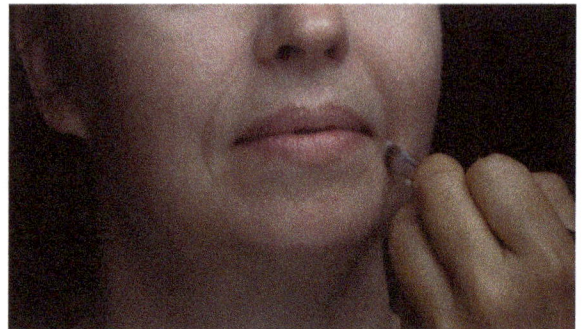

Las líneas de los surcos que van desde los lados de la nariz hasta los bordes de la boca a veces se extienden hacia abajo desde las esquinas inferiores de los labios hacia abajo de la barbilla, a menudo pueden tener áreas más oscuras, especialmente en el lado de la boca.

Si es prominente y algo que le molesta, entonces aplique corrector para la piel manchada con un tono más claro que su naturaltono de piel. Esto le ayudará a aclarar la zona y visualmente adelantará la línea ya que es la oscuridad de la línea lo que la hace sobresalir y aparecer más fuerte.

Aplicar una cantidad fina de corrector alrededor de la frontera de la línea del labio (particularmente para el arco de Cupido y la línea del labio inferior) ayudará al problema del lápiz de labios hacia fuera en los pliegues alrededor de su boca.

Como con otras áreas, una vez aplicado simplemente mezcle con una esponja o con los dedos.

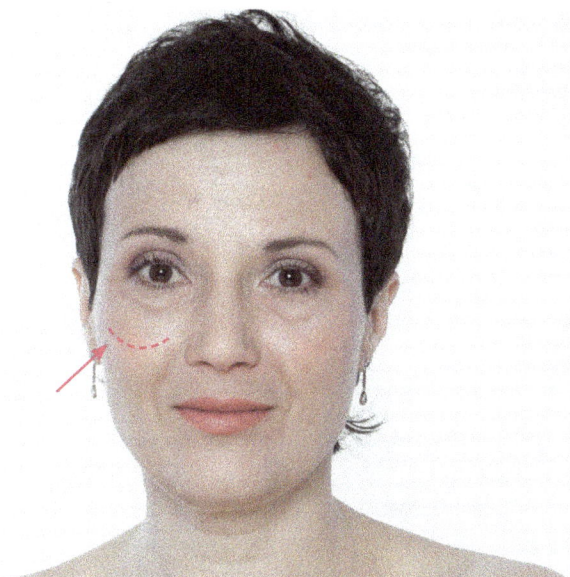

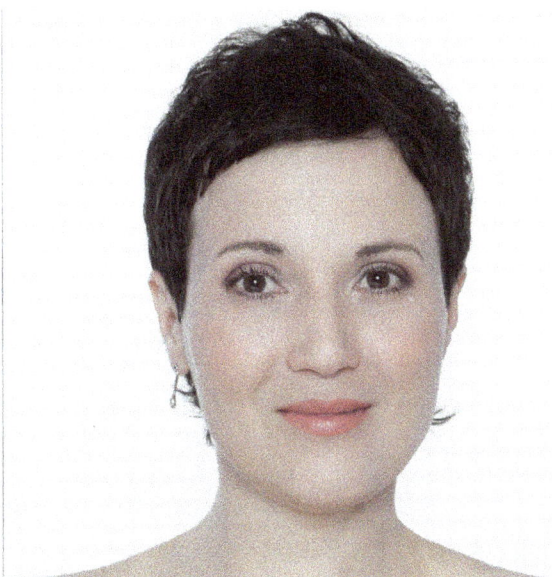

Consejos ante problemas para ocultar ojos hinchados:

Si usted sufre de ojeras hinchadas bajo los ojos, la ayuda está a mano con un poco de corrector aplicado con cuidado. En lugar de aplicar el corrector sobre el hueso orbital y mezclar, como se muestra en la sección anterior, la mejor manera de reducir la aparición de bolsas en los ojos es untar corrector a lo largo de la línea oscura en la base de la bolsa hinchada y mezclar hacia abajo sobre el hueso de la mejilla. La razón de esto es que al aligerar esa sección es que hace el pliegue de la bolsa menos evidente y ayuda a mezclarlo en la mejilla. No se librará de la bolsa completamente, pero disminuirá la apariencia hinchada.

Alternativamente, usted puede comenzar a usar cremas de ojo de especialista para la más eficaz eliminación de ojeras y bolsas de los ojos. Debido a que la piel debajo del ojo es la más delgada y más delicada, se beneficia grandemente de la hidratación y nutrición extra, y muchos de los productos en el mercado incluyen ingredientes que hinchan y aprietan la piel suelta.

El retinol es quizás el ingrediente activo más común en las cremas de ojos. Un derivado de la vitamina A, ayuda al colágeno a restaurar la piel para reducir activamente las grietas que provocan las líneas y arrugas, así como suavizar la piel al reducir el tamaño de los poros. La cafeína a menudo también se utiliza para constreñir los vasos sanguíneos en el ojo para reducir la hinchazón. Una crema que contenga ácido hialurónico proporcionará a la piel delicada ultra hidratación y ayudará a suavizar el área debajo del ojo. La botánica natural utilizada incluye la castaña de indias, quercitina y roble. Todos los productos se aplican usando una barra de bola de rodillo, que estimulará la piel con un mini masaje y muchas mujeres mantienen sus productos para los ojos en el refrigerador para mejorar la calidad calmante de ojos cansados.

Mientras que todos estos productos son realmente increíbles, tenga en cuenta que algunos pueden dejar una película ligera en la piel, lo que significa que el maquillaje no se adhiere tan bien. O bien espere a pagar un precio más alto por uno que absorba bien o aplique la crema durante la noche y limpie la piel antes de ponerse el maquillaje, de lo contrario usted tendrá que tener cuidado con mezclar corrector en la crema de ojos.

Aplicando sombra de ojos

A medida que maduramos, el tejido debajo del hueso de la frente comienza a hundirse por lo que los ojos parecen más pesados y a menudo dan la impresión de una mirada cansada. Debido a este cambio natural, usted tendrá que adaptar la manera de aplicar maquillaje como usar sombra de ojos al igual que lo hizo en sus 20 años a menudo puede mejorar las líneas y los párpados más pesados que intenta disimular.

Por lo tanto, el objetivo de esta sección sobre la aplicación de sombra de ojos debe enseñarle cómo aplicar sombra de ojos de una manera que le ayude a levantar los ojos, haciéndolos aparecer más brillantes, más grandes y más abiertos.

- Las sombras de ojos mate sedoso son las mejores para ojos maduros, ya que se combinan bien con la piel y añaden definición natural a los ojos.
- Manténgase alejada de las sombras con reflejos o brillantes ya que tienen reflectores de luz en el color, lo que significa que se asientan encima de la piel y hacen hincapié en los pliegues y las arrugas alrededor de los ojos.
- Simplemente elija sombras de ojos mate en vez de las variedades brillantes que son capaces de reducir la apariencia de las arrugas y bolsas alrededor de los ojos.

Una vez que el corrector se ha ajustado, puede comenzar a aplicar su sombra de ojos.

Paso 1: Primer en el párpado

Usando un primer para el párpado, está proporcionando un suave lienzo que incluso mejorará la capacidad de que la sombra de ojos se adhiera a su piel, dándole un color de sombra de ojos más fuerte que dura más. Invierta en un primer de párpados decentes. Una que sea basada en silicio, en lugar de grasa, es preferible ya que estos últimos descomponen la base, mientras que un primer para ojos basado en silicón va a crear una base más uniforme para la aplicación del maquillaje. Aplique primer en toda el área del ojo.

Paso 2: Aplique una ligera sombra de ojos en el párpado

Aplique una sombra de ojos clara o del color de la piel en todo el párpado superior con un cepillo de sombra de ojos; una pequeña cabeza redonda es mejor. O puede colocar la sombra en el párpado como un lavado simplemente arrastrando el cepillo a través del párpado, o puede colocar el color del párpado en la base de la línea de la pestaña superior y coloque el color en el párpado con palmaditas para una mayor intensidad de color en el párpado.

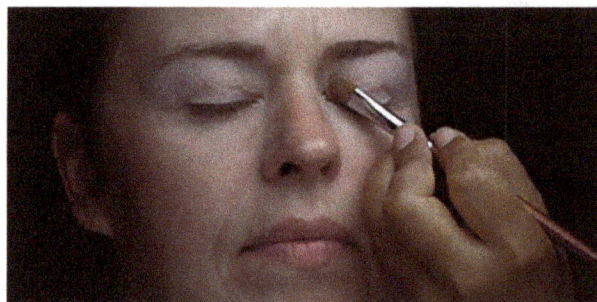

Por favor, tenga en cuenta que: Sólo debe aplicar el color al párpado, no a la cavidad del ojo. Si usted toma el color claro sobre la línea del pliegue o zócalo del párpado (la unión donde abren los párpados) acentúa cualquier hundimiento de los ojos o arrugas que estén presentes, vea la siguiente ilustración:

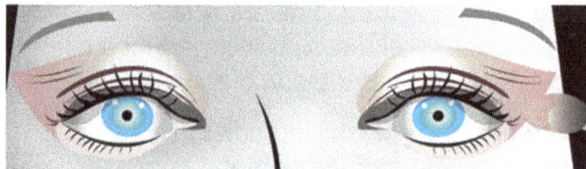

Como puede ver, cuando el color claro se trae arriba y sobre la línea del pliegue natural del párpado mejora las arrugas pero da a los ojos una mirada de flacidez cansada – ¡no lo que estamos intentando lograr!

Paso 3: Aplique un color de contorno más oscuro

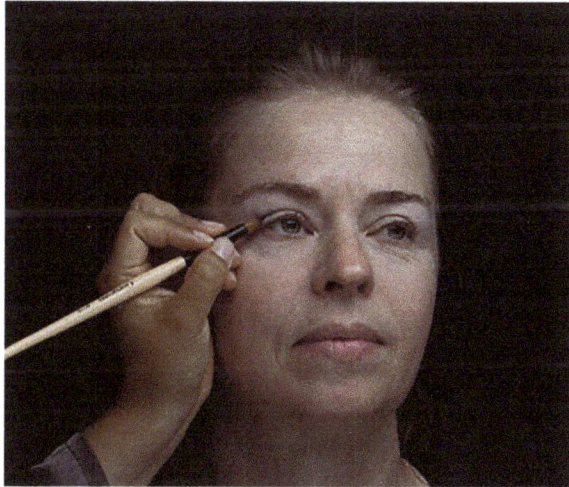

Aplique el color más oscuro de contorno en "C" o lateral en forma de "V". Este color oscuro pronto va a ser mezclado para suavizar los bordes, pero ayuda a replantear sus ojos para que aparezcan más grandes y más abiertos.

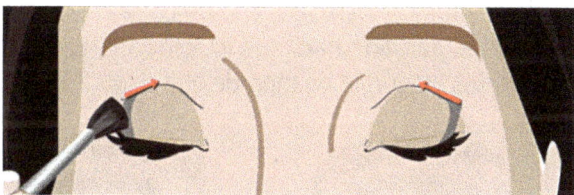

Una vez que se aplica el color de contorno más oscuro hacia el borde exterior del párpado, mezcle hacia arriba y un poco más arriba del pliegue natural del párpado. Esto crea la ilusión de una cavidad del ojo más grande, ojos y párpados más largos, que en última instancia hacen que sus ojos se vean más grandes.

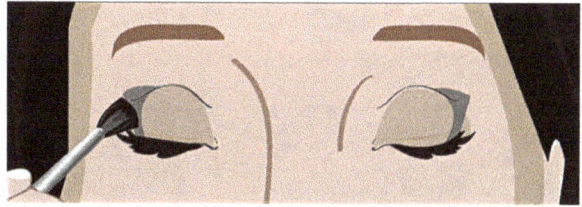

Con una brocha, mezcle el color de contorno más oscuro hacia arriba y hacia afuera. Al mezclar su sombra de ojos, asegúrese de que usted está usando una brocha de cerdas suaves ya sea en pequeños movimientos circulares o un ligero movimiento hacia adelante y hacia atrás para mejor efecto, vea las ilustraciones a continuación.

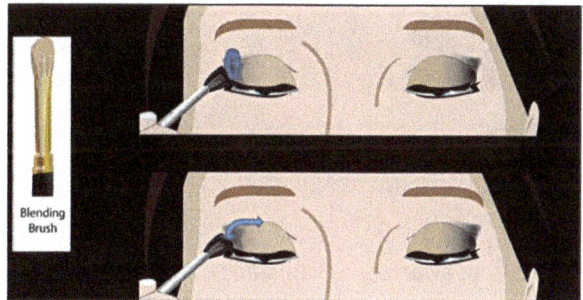

Usted puede aplicar la sombra más oscura para los bordes exteriores como la imagen de arriba o puede traer el contorno hasta la esquina interna del pliegue del párpado. El resultado final es una cuestión de preferencia personal, pero la clave está en la mezcla hacia arriba y hacia afuera, con el objetivo de suavizar los bordes de la línea de contorno.

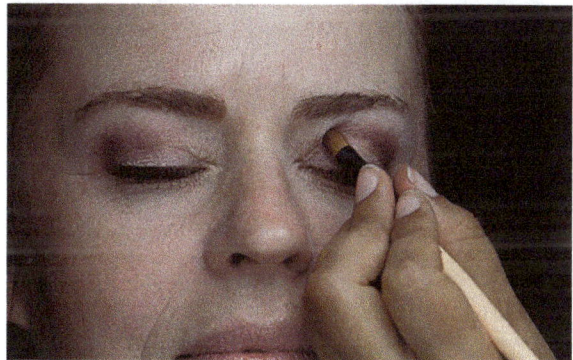

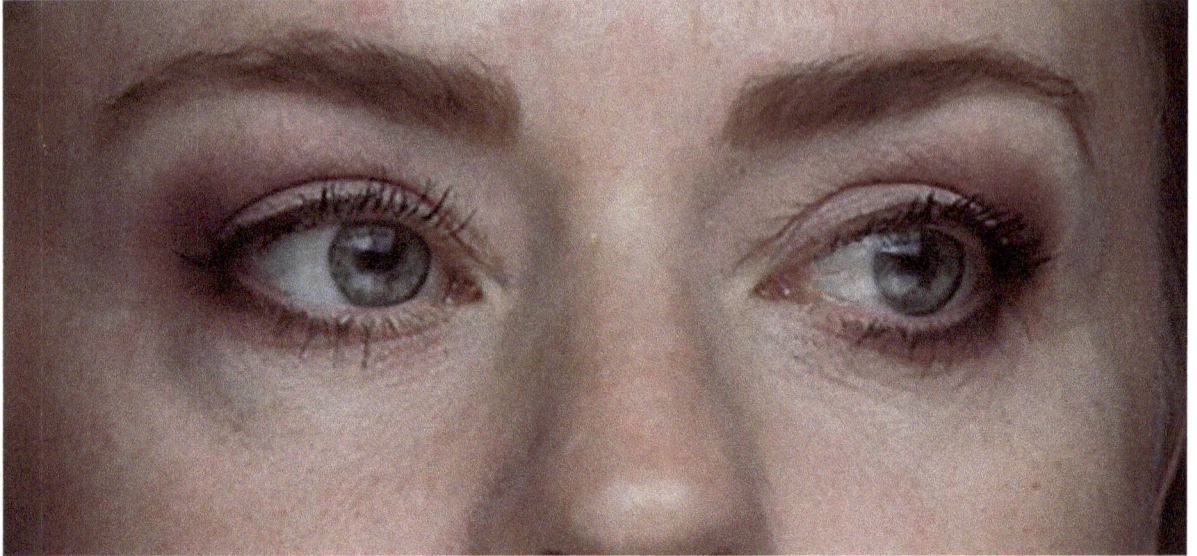

Paso 4: Aplique un color de resaltado

Para acabar con la aplicación de sombra de ojos, aplique un color de resaltado justo debajo del hueso de la frente y mezcle. Colocar un color más claro dentro de su gama del color elegido justo debajo del hueso de la ceja ayudará a levantar los ojos y hacer que se vean todavía más amplios.

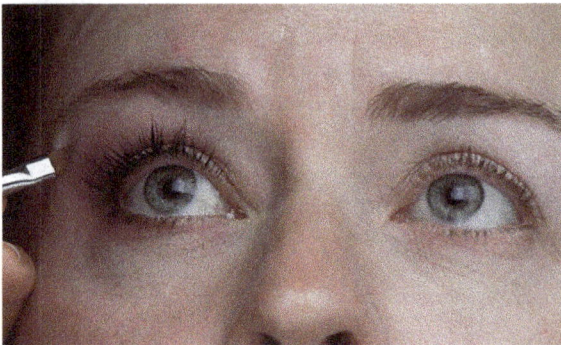

SUGERENCIA: A menos que sus párpados sean salientes o empujen hacia el exterior es importante aplicar un color claro, oscuro para los párpados, de lo contrario sus ojos se verán

como si hubieran sido empujados hacia atrás en la cavidad del ojo según el siguiente ejemplo:

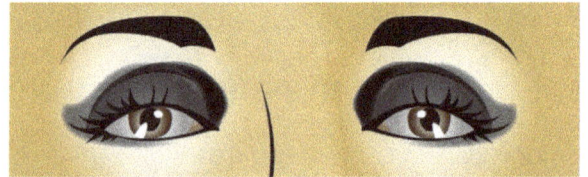

Mediante la aplicación de un contorno más oscuro en color sólo ligeramente por encima de la línea de pliegue del párpado, con un color más claro sobre el párpado hará que los ojos aparezcan más abiertos, según la imagen de abajo:

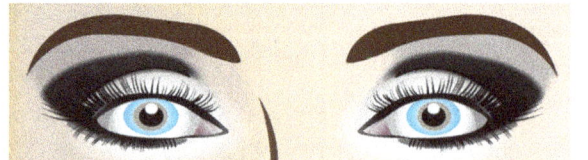

Como se puede ver, la sombra es más clara en el párpado, con un color más oscuro mezclado justo por encima de la línea del pliegue del párpado y un color más claro en el hueso de las cejas para hacer aparecer los ojos más abiertos.

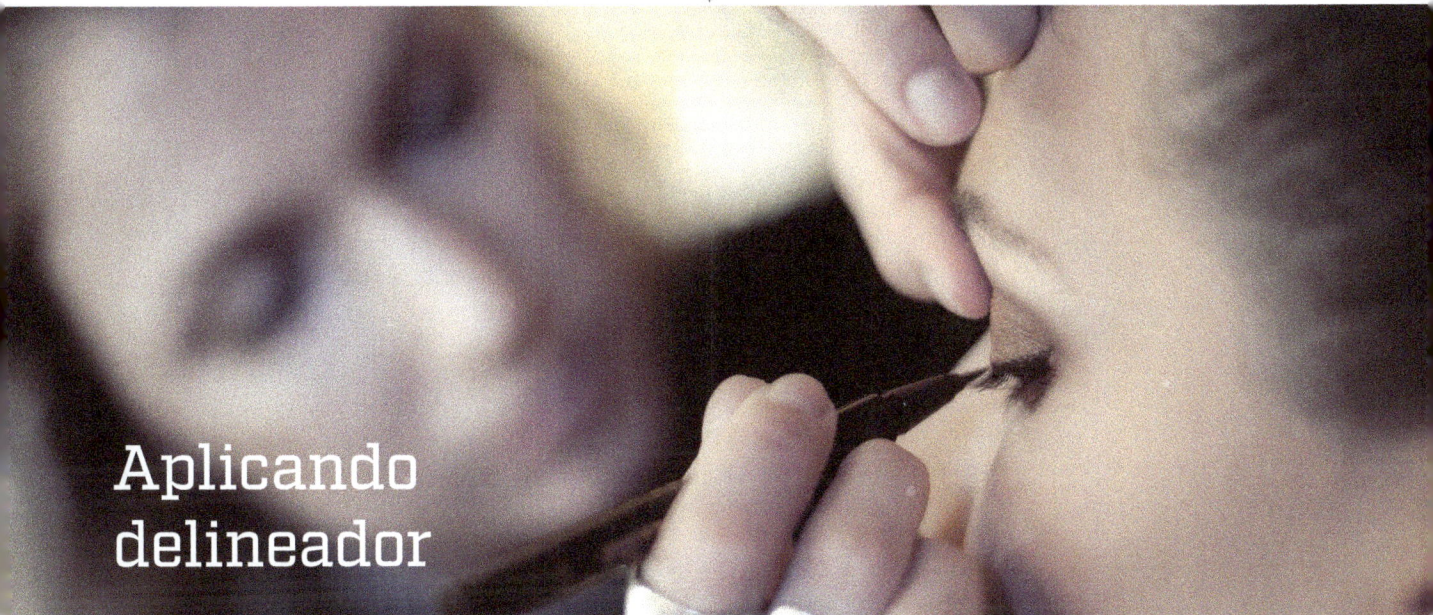

Aplicando delineador

Después de que se ha puesto su sombra de ojos, aplique delineador a la línea de las pestañas superior con el lápiz elegido. Asegúrese de que el delineador sea aplicado tan cerca de la línea de la pestaña como sea posible.

Si usted inadvertidamente deja un hueco entre sus pestañas y el delineador, rellene para hacer una línea más gruesa en lugar de dejar que parezca extraña. Para que sus ojos parezcan aún más amplios, gradúe el grosor de su delineador haciéndolo más fino en la esquina interior y más grueso en la esquina exterior del ojo.

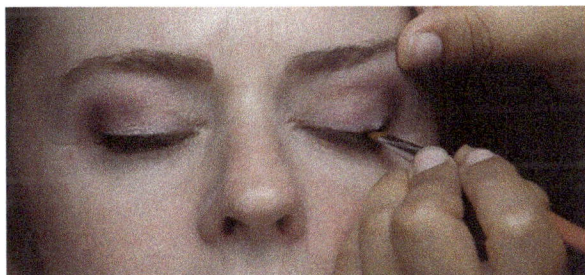

SUGERENCIA: Mantenga su piel estirada con los dedos mientras se aplica el delineador para evitar los vacíos que se producen si hay arrugas en el párpado.

Además, mire hacia abajo pero no cierre los ojos cuando se aplica el corrector ya que esto estira la piel en el párpado más en los ojos completamente cerrados.

Si usted comete un error al aplicar delineador de ojos, o aparece un boquete, simplemente use su cepillo delineador de ojos de punta angulada o algodón para combinar la línea y darle un acabado más suave.

La misma forma de aplicación de delineador de ojos es cierta si usted utiliza un lápiz, líquido, gel o sombra de ojos como delineador, pero los efectos serán diferentes. Los delineadores líquidos y en gel tendrán una duración más larga pero un borde más duro, mientras que un lápiz y una sombra de ojos producirá una imagen más temporal, más suave.

Puede utilizar un delineador en gel con un pincel delineador angular o inclinado para una definición más duradera y la ventaja de un delineador en gel es que es más fácil de limpiar si comete un error.

Un delineador líquido, por ejemplo, es generalmente menos indulgente y no tan fácil de trabajar si no ha tenido mucha práctica. Una ventaja de utilizar un delineador líquido es que es la opción menos probable que se borre una vez que está seco, por lo que es ideal para un día completo o una noche socializando.

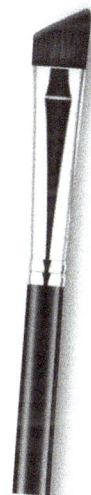

DELI-NEADOR SESGADO

Para lograr los mejores resultados con un delineador líquido, use un cepillo que tenga una punta definida como la de abajo, que proporcione una aplicación precisa. Comience con una línea delgada y llegue al grueso de la anchura deseada ya que es más fácil añadir delineador líquido de lo que es quitarlo.

Si usted prefiere usar sombra de ojos como un delineador de ojos, puede utilizar un pincel angular de ojos y luego mancharlo con su brocha. Esto le da un aspecto mucho más suave que los delineadores de gel, líquidos o de lápiz pero todavía define el perímetro del ojo.

SUGERENCIA: Pruebe todas las cuatro opciones cuando tenga el tiempo para ver qué medio prefiere usar y qué aspecto cree que mejor se adapta a cada ocasión.

Línea inferior de las pestañas

Usando el mismo color como los colores de contorno utilizados en la aplicación de sombra de ojos, aplique una línea delgada debajo de sus pestañas inferiores.

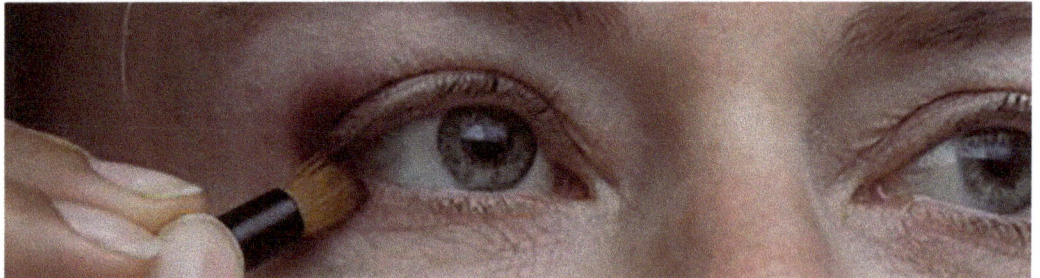

Si siente que sus ojos son pequeños y quiere que parezcan más grandes sería mejor sólo tomar el color de contorno más oscuro en el tercio externo de la línea de las pestañas inferiores, y entonces use un color más claro para la parte interna.

Si no, no dude en llevar el contorno más oscuro en color a través de la parte interna del párpado.

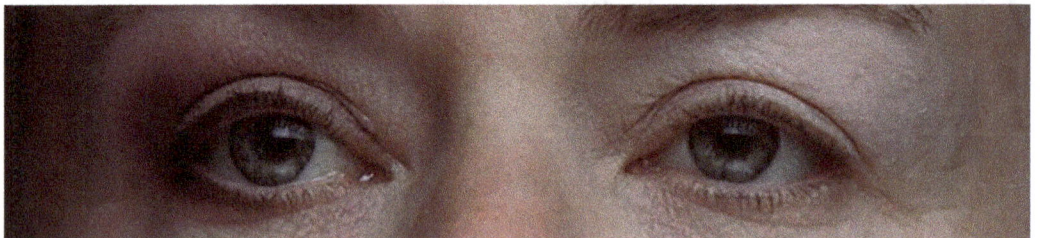

SUGERENCIA: Si usted ha terminado de aplicar su maquillaje del ojo y piensa que su mirada es demasiado pesada, no reaccione de forma exagerada y retírelo para partir de cero, pruebe diluir el delineador de pestañas inferiores. Es mejor practicar y cometer errores a su propio tiempo para que tener una idea de lo que le gusta y lo pueda replicar fácilmente cuando sea importante para una ocasión especial.

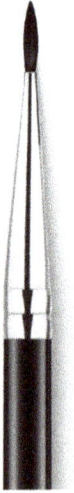

BROCHA DELINEADORA
La punta aguzada le dará una línea de pestañas muy precisa

Aplicando Rimel

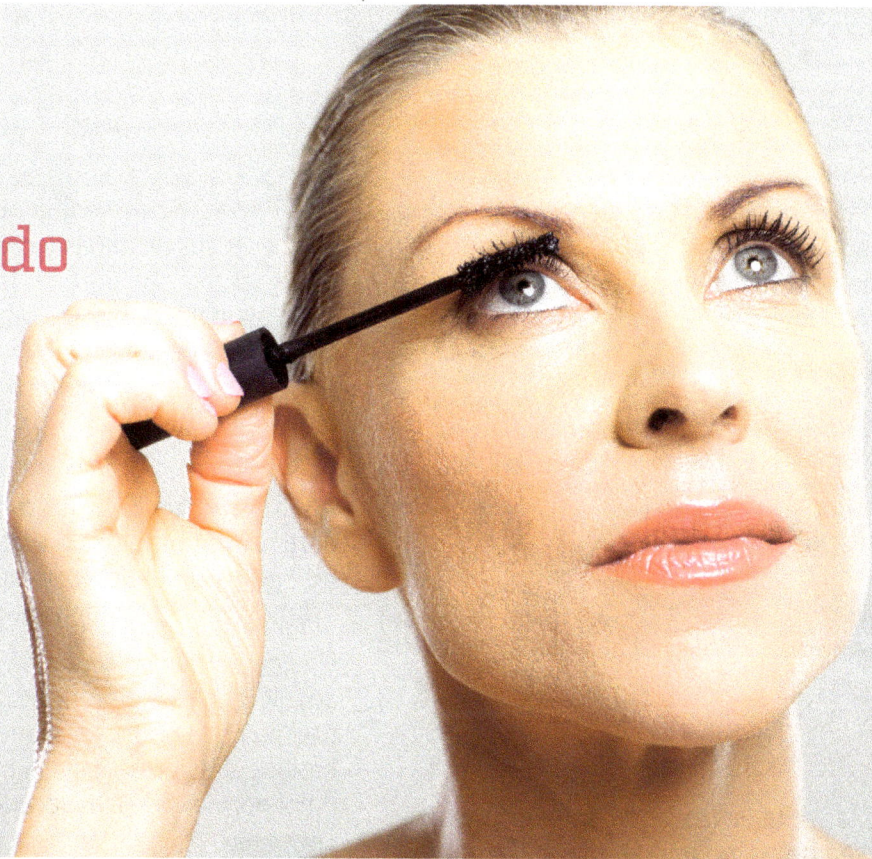

El objetivo de usar rimel es añadir longitud y volumen a sus pestañas para enmarcar los ojos y hacerlos aparecer más jovenes y abiertos. Rizar sus pestañas tendrá un gran impacto en cuan tentadores se ven sus ojos. Esto puede hacerse o bien antes de aplicar rimel de pestañas con un rizador de pestañas manual – posicionado tan cerca de la línea de pestañas como sea posible y luego presione para obtener una curva natural en "J" – o después de que haya coloreado sus pestañas, usando una varita para rizar.

Un rimel de buena calidad, sea impermeable o no, debe ser suficientemente líquido para aplicarlo con facilidad, uno que se seque rápidamente sin escamas. Recuerda que el rimel tiene una corta vida útil, así que compruebe la consistencia cada vez que usted lo utiliza para asegurarse de que sigue estando bien.

Es importante elegir el cepillo de rimel adecuado para el trabajo: un cepillo de rimel fino es ideal para alargar las pestañas mediante la definición de cada una de raíz a la punta, las gruesas cerdas ayudan a agregar volumen a las pestañas y un cepillo curvo ayuda a formar el rizo de las pestañas para dar una reveladora curva.

Paso 1: Preparando el rimel

Quite el exceso de fórmula de rimel pasando el cepillo a lo largo de la abertura de la botella o untándolo en un tissue. No bombee la varita dentro y fuera de la botella para deshacerse de cualquier grumo, ya que esto empujará aire en el recipiente y echará a perder su rimel rápidamente.

Paso 2: Pestañas superiores

Mantenga la varita del rimel horizontalmente y comience con la parte inferior del conjunto superior de pestañas. Comience lo más cerca posible a la base de las pestañas y Haga un zig zag mientras usted cepilla sus pestañas. Esto ayudará a depositar el rimel a cada lado de las pestañas dándoles una apariencia más gruesa. A continuación, arrastre la varita hasta las pestañas y vaya a la punta de las pestañas para añadir volumen.

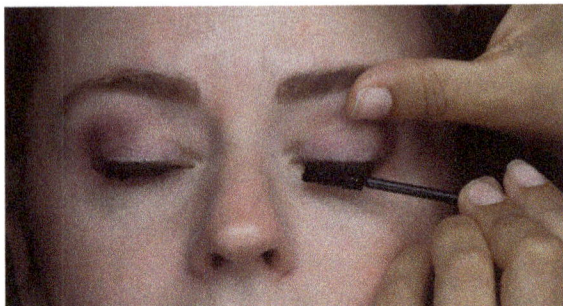

Paso 3: Cubra todas las pestañas

Ajuste la varita de izquierda a derecha y repita como sea necesario para asegurar la cobertura completa de todas las pestañas.

Paso 4: Peine las pestañas

Cepille las pestañas con un peine de varita o para pestañas limpio y retire cualquier grumo y deje que se seque antes de aplicar el rimel a las pestañas de abajo.

Paso 5: Pestañas inferiores

Sostenga la varita verticalmente para el conjunto superior y lentamente mueva hacia adelante y hacia atrás para una aplicación controlada. Permita que las pestañas se sequen, peine y quite cualquier forma de escamas con un barrido de un cepillo de polvo.

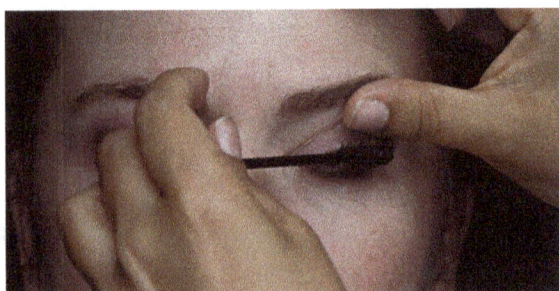

SUGERENCIA: A medida que empieza a envejecer sus pestañas y cejas estarán más dispersas, así que agregar longitud y volumen extra ayudará a abrir los ojos y le dará una apariencia más juvenil. Si la longitud es su principal objetivo, sujete su varita vertical y arrastre la punta de la brocha desde la base de las pestañas a la punta.

Alternativamente, si usted tiene pestañas particularmente finas o cortas, puede utilizar un tipo de rimel de dos etapas que imita las extensiones de pestañas naturales.

Un líquido blanco se añade a sus pestañas para añadir longitud, pero necesita secar antes de usar su rimel normal, así que aplique la capa base de sus pestañas en la misma forma que el rimel normal y déjelas secar durante un minuto.

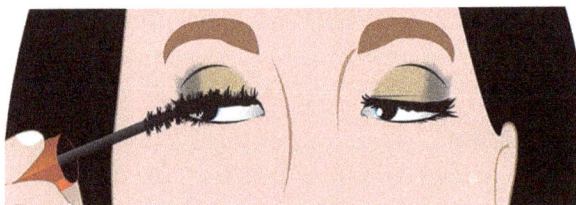

Luego aplique su rimel normal sobre la parte superior. Si tiene los ojos sensibles o encuentra que ese rimel la irrita, el entintado de pestañas puede ser una mejor opción. Un color con un bajo nivel de peróxido (3%) se añade a las pestañas – generalmente un azul negro (negro jet), negro o marrón, para dar una definición por cerca de 3 a 4 semanas. Al entintar sus pestañas una vez al mes, no tiene que preocuparse de aplicar rimel todos los días. Hable con su estética si se trata de algo que le atrae.

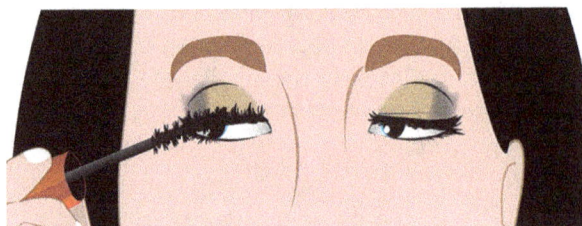

Aplicando Pestañas falsas

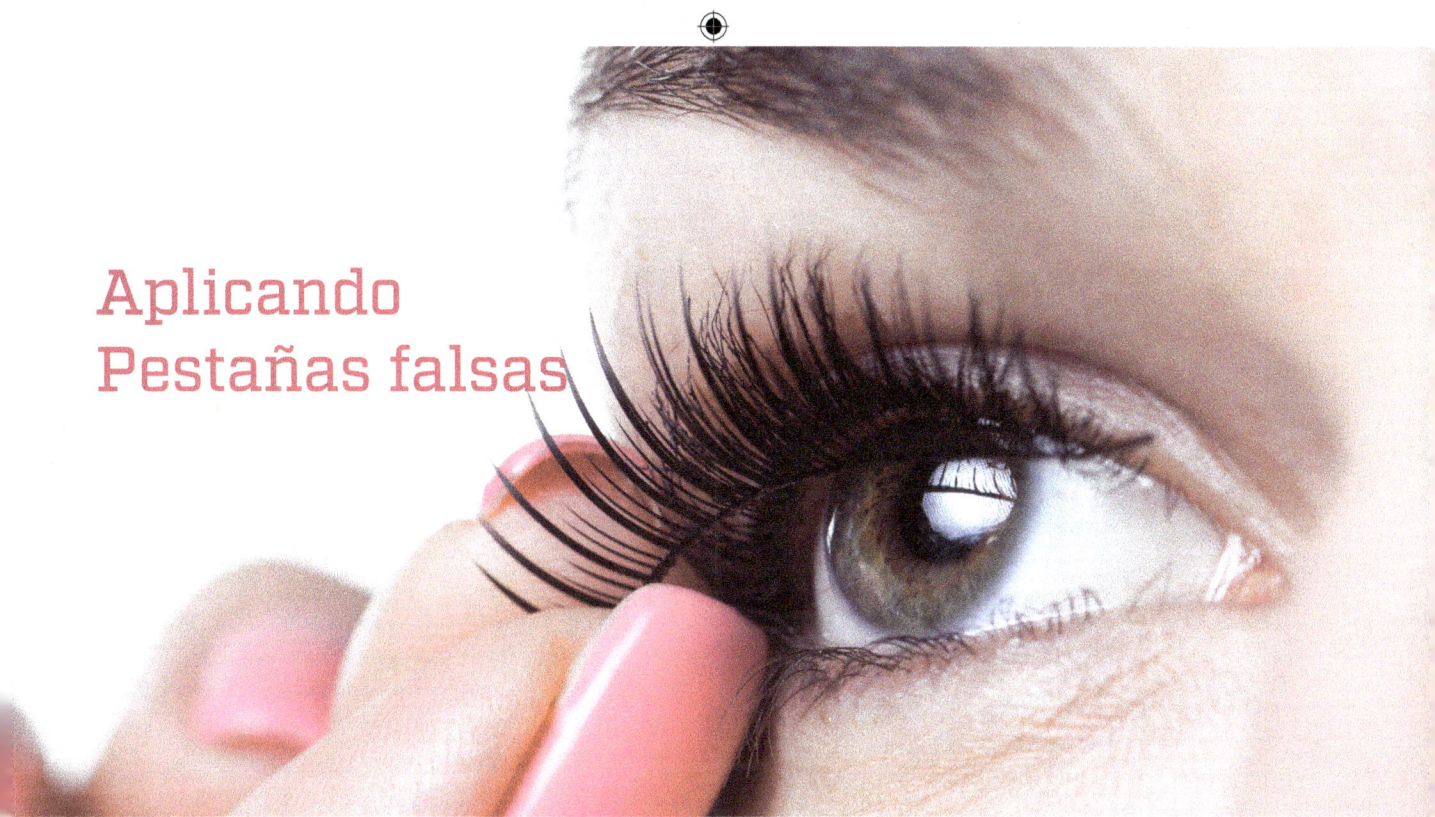

Otra forma para conseguir pestañas asesinas es aplicar una tira de pestañas falsas a la línea de pestañas superior.

Paso 1: Prepare las pestañas falsas

Usando un pequeño kit de pestañas de longitud media, mida y corte cada tira a lo largo de su párpado. Dejarlas muy largas arrastrará su ojo hacia abajo y derrotará el objetivo de abrir los ojos.

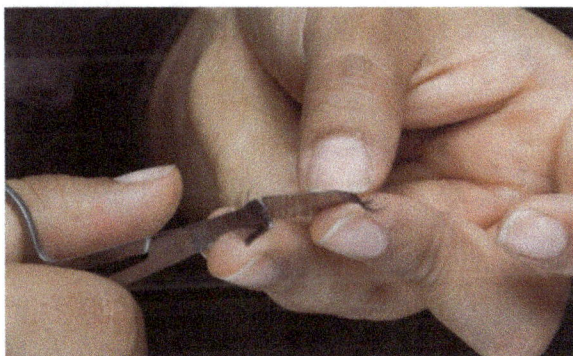

Paso 2: Aplique el pegamento

Aplique puntos de pegamento para pestañas a lo largo de su línea natural de pestañas y en la parte posterior de la tira de pestañas. Espere 30 segundos hasta que el pegamento esté pegajoso.

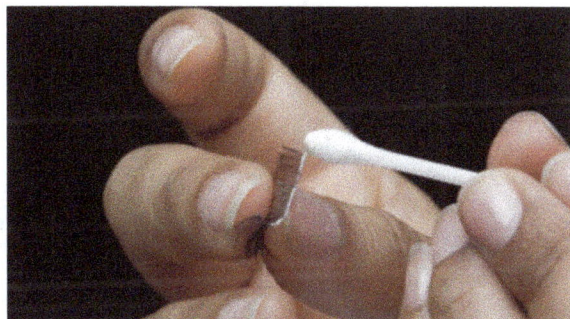

Paso 3: Aplique las pestañas

Mantenga las falsas pestañas en el centro con un par de pinzas y colóquelas con cuidado a lo largo de su línea de pestañas. Primero empuje la parte interior de la franja, luego acaricie suavemente la parte exterior en su lugar.

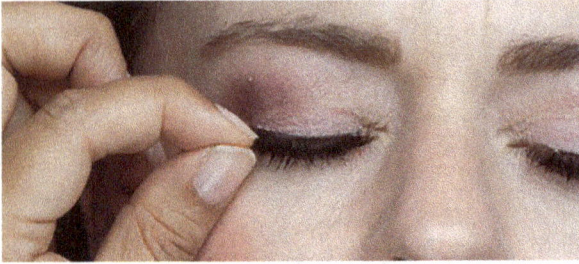

Paso 4: Pegarlas a las pestañas reales

Usted puede utilizar las pinzas para pinzar las pestañas falsas a sus propias pestañas reales para un efecto perfecto. Tan pronto como están en su lugar, déjelas solas – mientras más las manipule, es más probable que se despeguen.

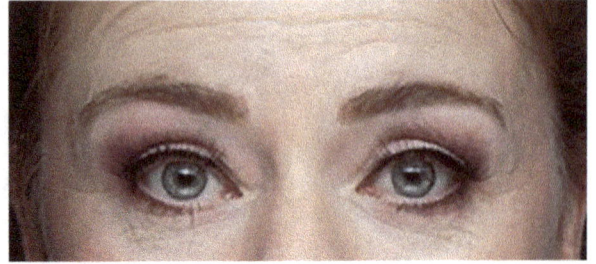

Paso 5: Aplicar maquillaje

Espere un minuto o dos para que las pestañas se peguen completamente, luego añada delineador y sombra de ojos en forma normal. Aplique el rimel a sus pestañas reales sólo para un efecto más completo y para unirlas a sus pestañas con un aspecto más natural.

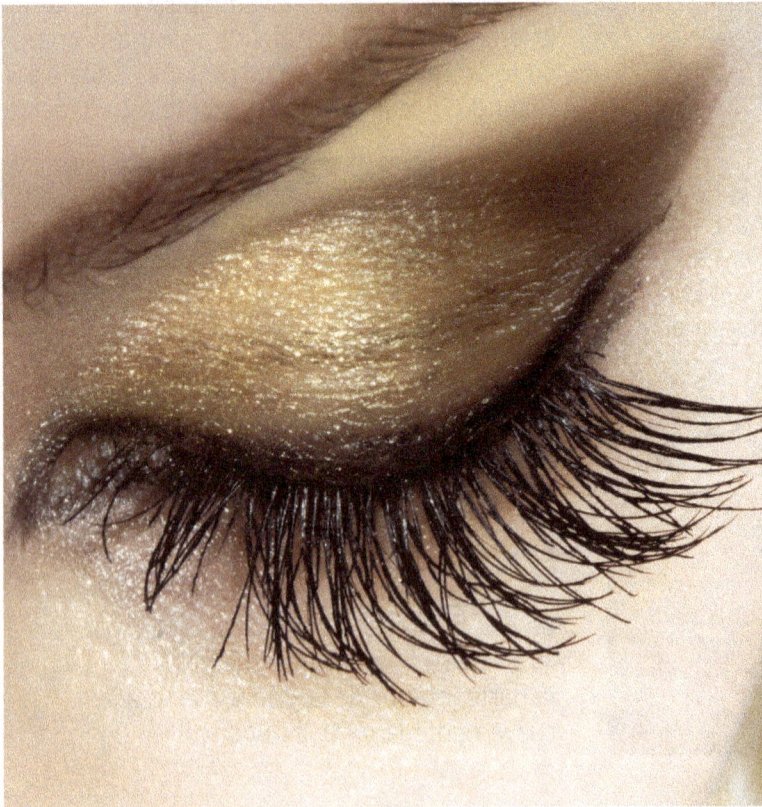

Extensiones de Pestañas

Si no quiere la molestia de pestañas falsas, puede optar por extensiones de pestañas. De la misma manera como las extensiones de cabello mini fibras de seda individuales, que parecen pestañas, se unen a sus pestañas naturales.

Las pestañas se caerán con sus pestañas naturales, por eso, esta opción semi permanente puede durar entre 2 a 6 semanas antes de que una recarga sea necesaria. Debajo está una imagen de cuan naturales unas bien aplicadas extensiones de pestañas se pueden ver.

Cejas

Las cejas tienden a volverse escasas o delgadas con la edad, pero de cualquier manera ellas comenzarán a exigir más de su atención. Al peinar las cejas, es importante entender cómo deben verse para maximizar su apariencia.

Tamaño de la ceja

El dibujo a continuación muestra el tamaño óptimo de la ceja sobre el ojo izquierdo. La ceja debe comenzar en el punto directamente encima de la línea de la nariz hasta la esquina interna del ojo. Deben quitarse los pelos que aparecen más allá de ese punto, hacia el otro ojo, deben ser removidas, sea depiladas con pinzas, hilos, cera o crema depilatoria. Nunca utilice una maquinilla de afeitar en sus cejas ya que estimulan un rebrote como cerdas.

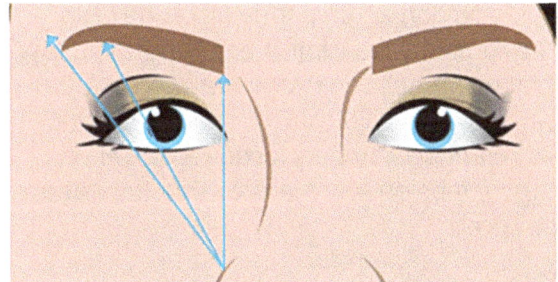

Con la indentación de su nariz como su punto de partida, dibuje una línea imaginaria en 45 grados a través del ojo, entre la pupila y el iris. Esto le dará una referencia en cuanto a donde se debe iniciar el arco de su ceja.

La última pauta se extiende desde la fosa nasal en una línea recta más allá del borde exterior del punto final de la línea inferior de las pestañas y adelante hasta el final del hueso de la frente. Este debería ser el final de sus cejas y debe eliminarse cualquier pelo que se encuentre más allá de dicho punto.

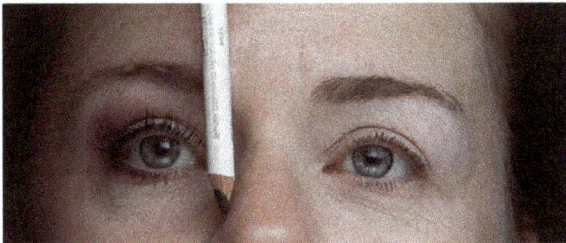

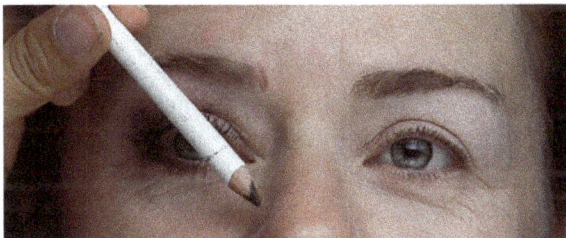

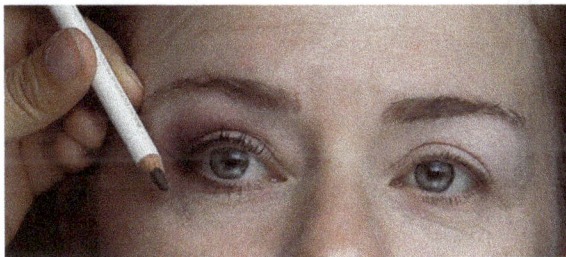

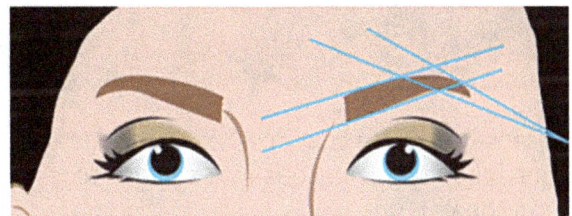

Las directrices sobre el ojo derecho anterior ayudan a explicar la zona donde está bien eliminar el exceso de pelo sin quitar demasiado grosor de su ceja. A partir de la base de la ceja, cree una línea paralela en el grosor que desee para darle el ancho de la inclinación ascendente. Usando el diagrama anterior para establecer el punto del arco, afile la ceja hacia abajo para que termina en el borde de su ojo. Cualesquiera pelos perdidos fuera de estas directrices se pueden quitar con seguridad.

Control de la ceja

Si encuentra que sus cejas son nervudas y duras de domar, un par de tijeras de cejas y un cepillo para cejas (similar en apariencia a una varita de rimel) son excelentes herramientas para tenerlas bajo control. Sencillamente peine las cejas hacia arriba y luego recorte el vello largo y rebelde sobre la línea superior natural de la ceja.

Llenado de la ceja

If you find that your eyebrows have Si usted está preocupada acerca de un doble mentón puede crear una V pequeña justo debajo de la zona de la barbilla.

1. Usted puede dibujarlas

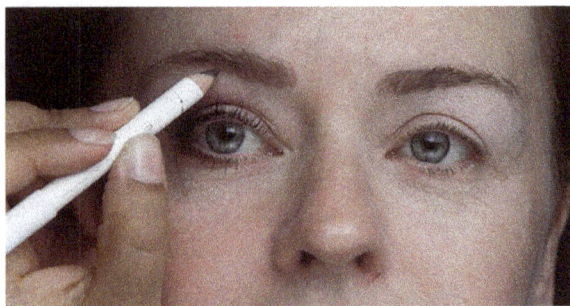

Use trazos cortos cuando esté llenando las cejas que faltan e imagine que está agregando pelos individuales, uno por uno, en lugar de trazar una línea recta que pueda verse muy severa si se aplica demasiado. Elija un color que no sea más de dos tonos más oscuro que su color de pelo natural. Si tenía cejas rubias entonces una sombra marrón ratonil es probablemente el color más oscuro que debe tratar.

2. Usted puede empolvarlas

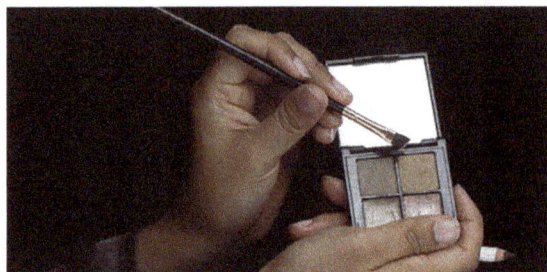

Utilizando el delineador inclinado, o cepillo de cejas angulado, puede agregar color a sus cejas usando trazos de plumas. Pretenda seguir la forma natural de sus cejas y rellene los huecos que puedan existir. Como con el lápiz, seleccione un color dentro de dos tonos de su color de pelo natural.

3. Usted puede aplicar una capa de gel

Usted puede agregar color y espesar el aspecto de su adelgazamiento de cejas aplicando un gel de color con un pincel de cejas. Como con el lápiz, seleccione un color dentro de dos tonos de su color de pelo natural.

4. Usted puede teñirlas

Usted puede tener las cejas teñidas para darles un color semi permanente ya sea en casa o profesionalmente por un esteticista. Evite el tinte negro ya que tiene un efecto de envejecimiento y puede parecer bastante dura – un tinte marrón profundo o carbón leña será suficiente si tiene una paleta de invierno. Como los tintes de pestaña, esta opción será necesaria de rehacer a medida que las cejas crezcan naturalmente.

5. Usted puede tatuarlas

Los tatuajes de bloque pueden parecer bastante duros, así que es mejor para sus cejas tatuarlas con trazos individuales que se vean más naturales. Mientras que esta es la única opción permanente a la restauración de las cejas, no es para todas, ya que los tatuajes pueden ser dolorosos.

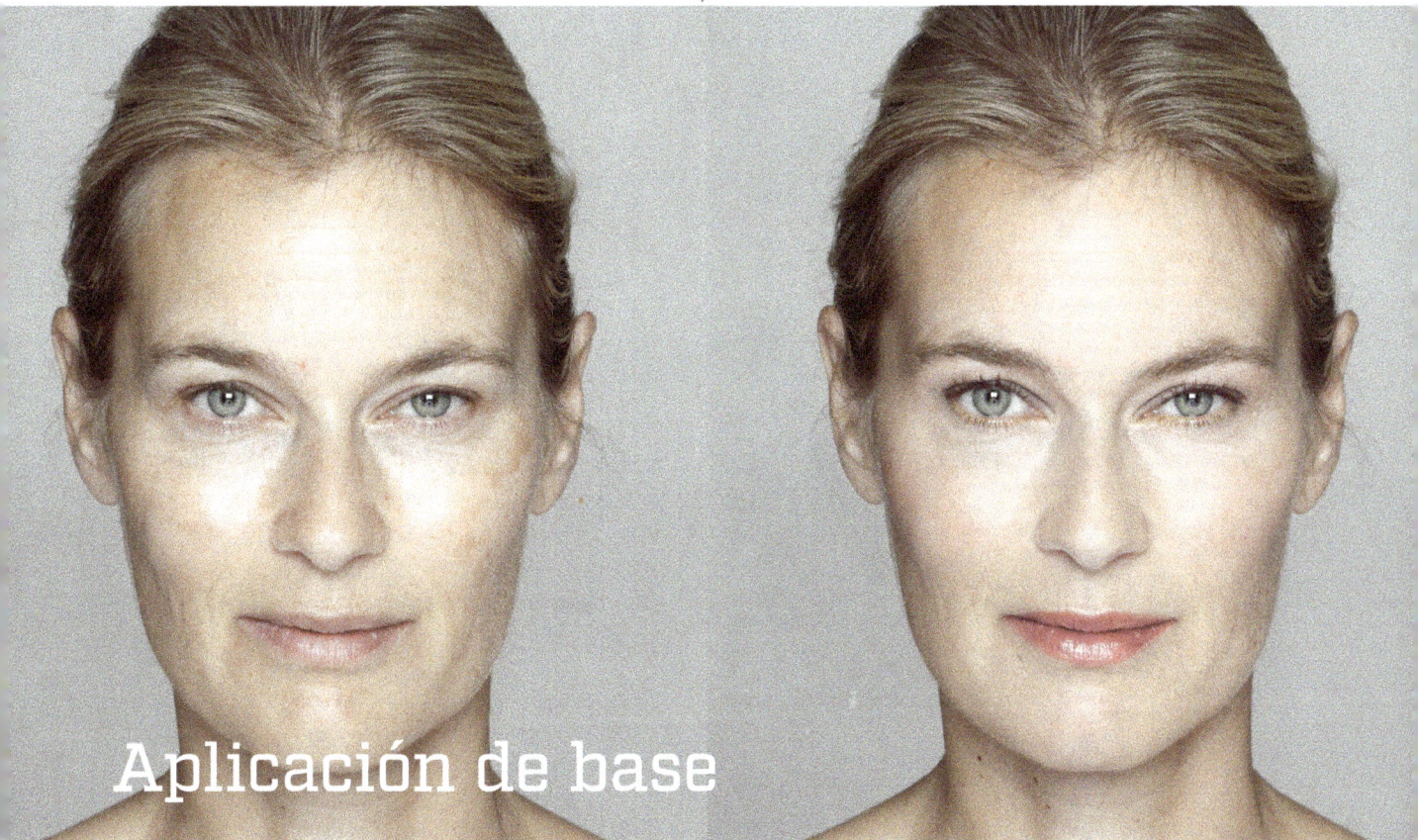

Aplicación de base

La base hace la piel verse pareja y suave cuando se aplica bien, así que tómese el tiempo para aprender a poner su mejor cara.

Color

El color es crucial ya que no hay nada peor que ver una línea donde termina la base, así que asegúrese de que su base coincida con su cuello. La mejor manera de conseguir el color adecuado es aplicar unos tonos en la línea de la mandíbula – el que parezca que ha desaparecido en la piel es la mejor opción.

Herramientas

Lo que necesitará para crear un acabado impecable de la base:

1. Esponja o cepillo pequeño para mezclar

2. Base para cepillo kabuki

3. Use sus dedos cuando no tenga ninguna de las anteriores

Aplicación

Menos es más con el uso de la base en pieles maduras, ya que inadvertidamente puede resaltar los pliegues y las arrugas si se aplica demasiado gruesa. El corrector proporciona cobertura media a pesada y habrá hecho la mayoría del trabajo en la noche para el tono de piel. La base brinda una cobertura media para suavizar la piel en general.

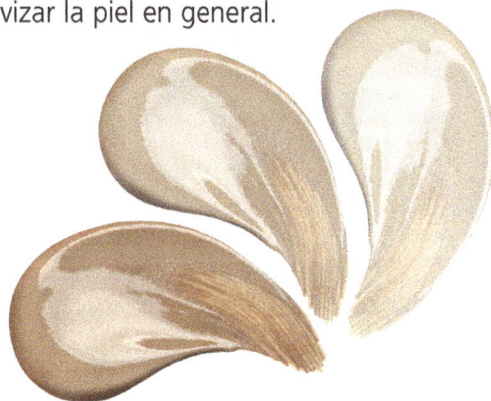

Base líquida

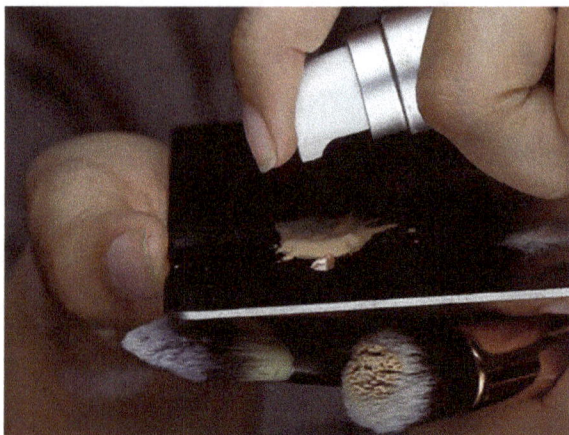

PASO 1: comience aplicando puntos de base líquida en el centro de su cara, mejillas y frente.

PASO 2: usando o bien su esponja, cepillo de base o yemas de los dedos, extienda la basesobre el resto de su piel en un movimiento de punteado. Piense en presionar la base en su piel en lugar de esparcirla a través de su cara. Esto asegura que su base se sienta perfectamente, dandole a la piel una apariencia pulida.

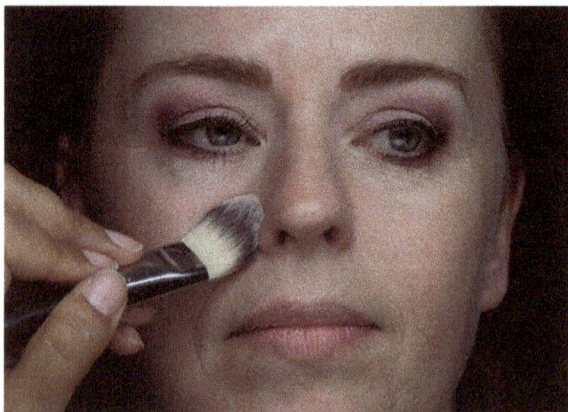

PASO 3: seque con un pañuelo para absorber el exceso de aceite y selle con una polvoreada ligera de polvo translúcido para ayudar al poder de permanencia de su base.

Base en polvo

Este método puede utilizarse bien cuando utilice una base en polvo o para establecer la base líquida con un polvo translúcido.

PASO 1: Una brocha kabuki es ideal para aplicar maquillaje en polvo mineral, ya que guarda mucho polvo en el pelo de su cabeza grande. Simplemente agite el cepillo alrededor de su pote de maquillaje y elimine el exceso. Aplique o bien en forma circular por todo el rostro o cepille generosamente sobre cada sección.

PASO 2: Siempre que usted aplique el polvo, termine cepillando en una baja acción para que su vello facial se aplane.

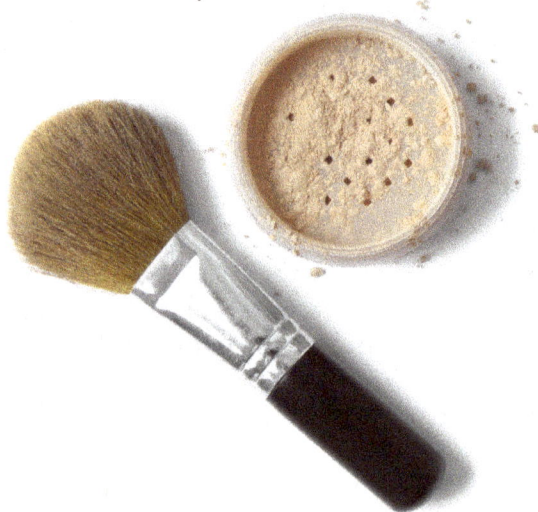

SUGERENCIA: Si seca la base líquida con el polvo, a veces el polvo podría caer en líneas y hacer que la piel parezca más arrugada. La mejor manera de superar esto es aplicar el polvo con un pincel de abanico sobre las áreas donde aparezcan más líneas, tales como las patas de gallo de encima de las mejillas o las líneas de la risa alrededor de la boca. El pincel de abanico da una polveada ligera de polvo a la cara y hace más fácil controlar la cantidad de color que va sobre la piel, mientras que los cepillos más grandes depositan más polvo sobre la piel.

Aplicando contorno

Usted puede contornear su rostro con una base líquida, polvo suelto o incluso un bronceador. Ayuda a darle dimensión a sus características y puede utilizarse para cambiar la forma de su rostro si lo desea.

Color y herramientas

Un color de contorno – generalmente uno o dos tonos más oscuros que su tono de piel natural, puede ser aplicado sobre su base y mezclado bien. Un cepillo de contorno tiene forma de cepillo con un lado diagonal y está diseñado para darle más control, pero también puede usar un cepillo de rubor aplastado entre sus dedos.

Aplicación

PASO 1: A partir de debajo del hueso de la mejilla, utilice el centro de la pupila como guía – no necesita llevar su color de contorno más lejos hacia la nariz que la línea de la pupila. Barra el color hacia afuera hacia la oreja, debajo de la mandíbula y hasta la sien.

PASO 2: Usando un cepillo kabuki o mezclador, mezcle el color del contorno en la base para que no haya bordes ásperos. Como con la base, menos es definitivamente más, así que empiece con una cantidad pequeña y añada más si es necesario. Es fácil añadir más, pero muy difícil de remover cuando se tiene demasiado color.

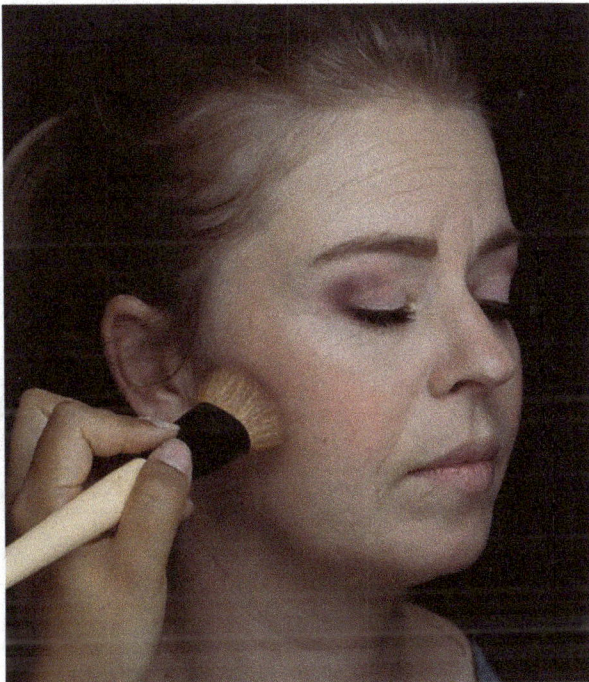

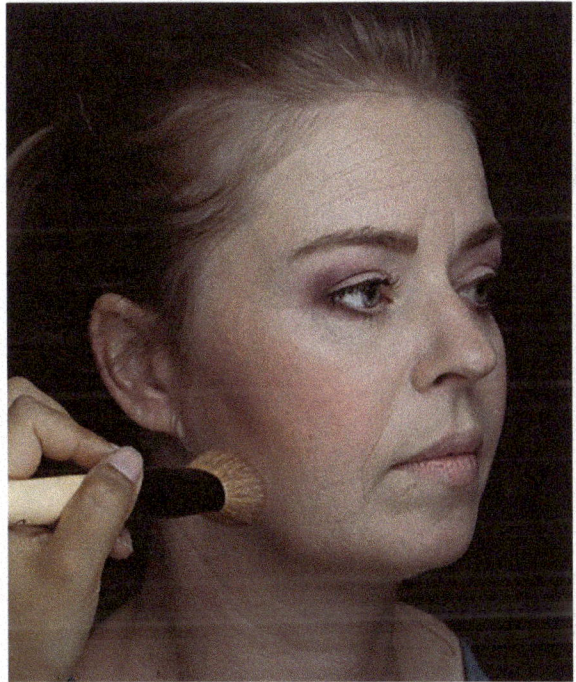

Si quiere que sus mejillas se vean más, contornéelas justo debajo del hueso de la mejilla para hacerlas aparecer más altas. Usted puede aplicar color de contorno a la sien para definir la cara o la mandíbula si desea reducir la apariencia de la papada, y puede ser aplicado en una gran forma de "3" al revés.

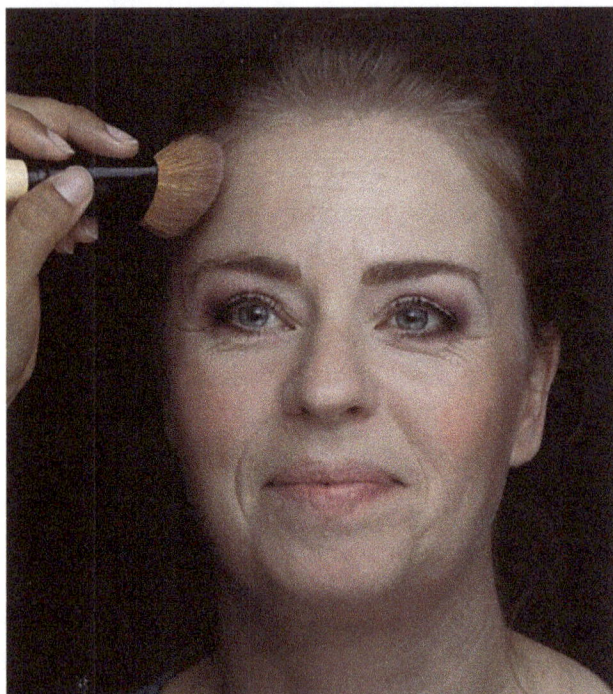

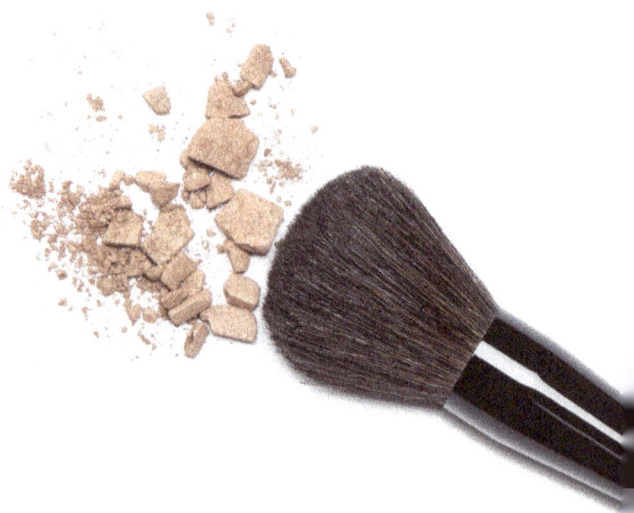

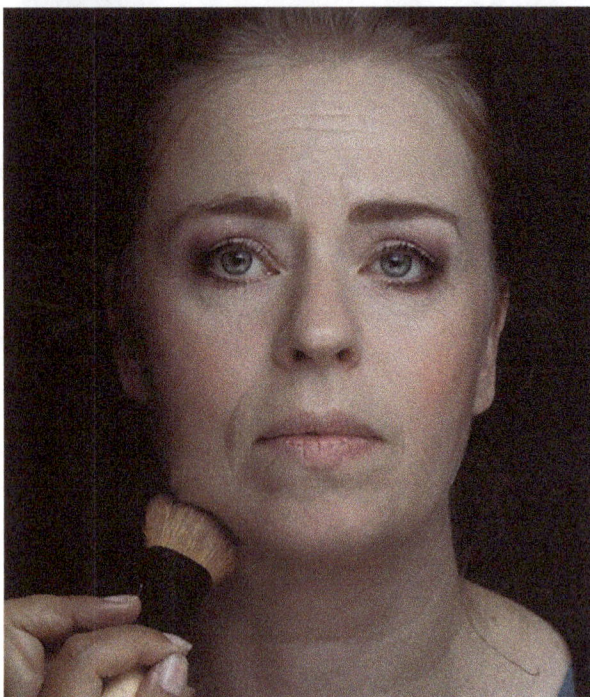

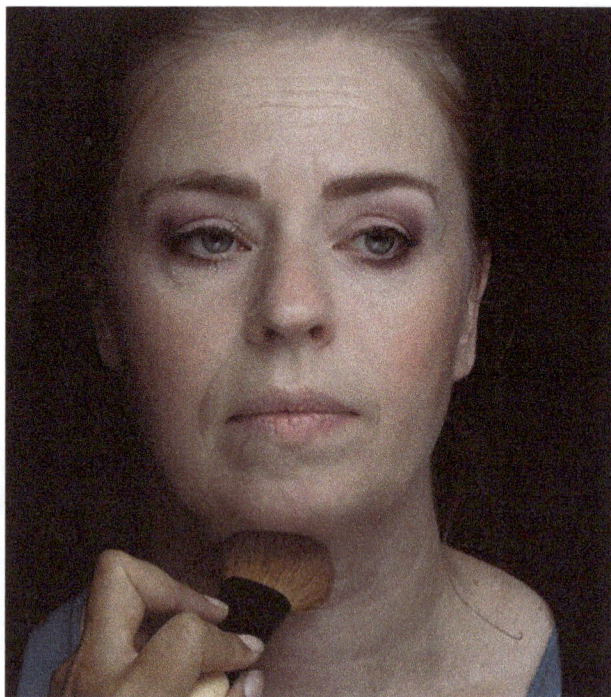

Si usted está preocupada acerca de un doble mentón puede crear una V pequeña justo debajo de la zona de la barbilla.

Aplicación de Rubor

Una vez que ha aplicado y mezclado su base y el polvo de contorno, puede agregar un poco de rubor para llevar sus mejillas a la vida.

El rubor es una de las pocas cosas que una aplicación de maquillaje para maduras no puede obviar, ya que da una apariencia enrojecida y saludable a la piel, por lo tanto haciendo que el rostro parezca más joven.

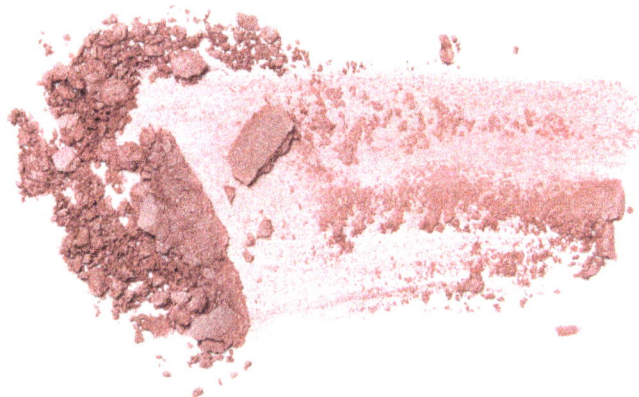

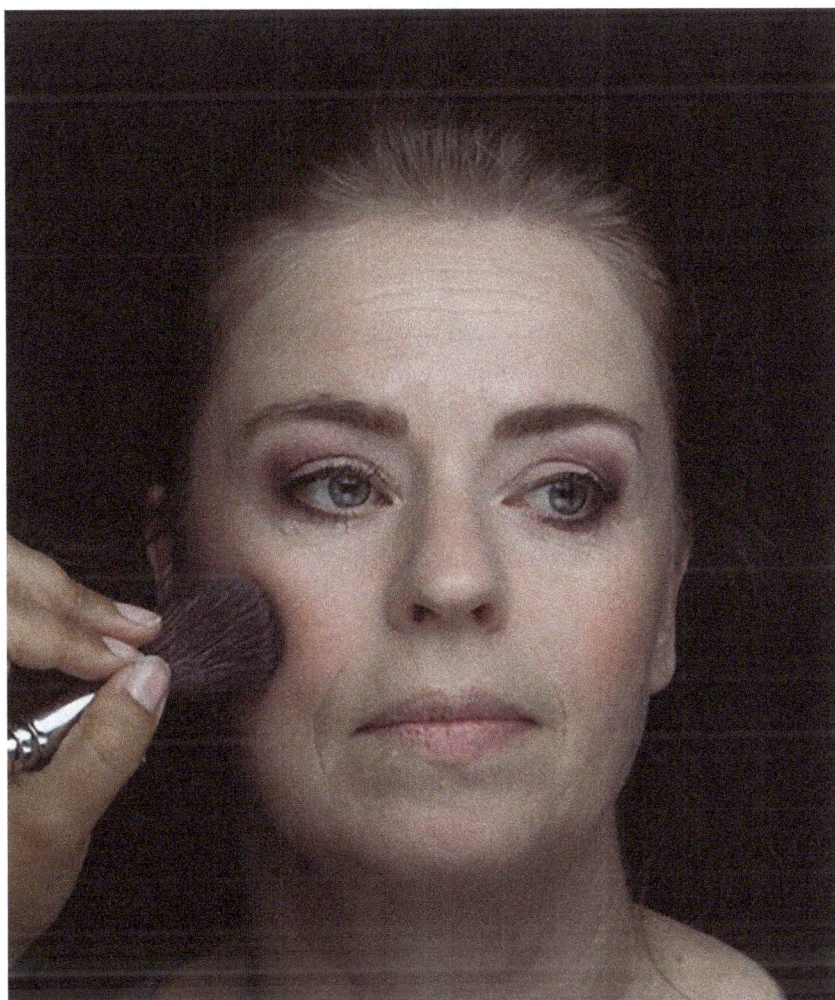

Utilizando la brocha de rubor, haga una ligera aplicación de polvo por las mejillas en una dirección hacia arriba hacia las sienes, en comparación con el color de contorno que se aplico bajo la mejilla.

Aplicando lápiz labial

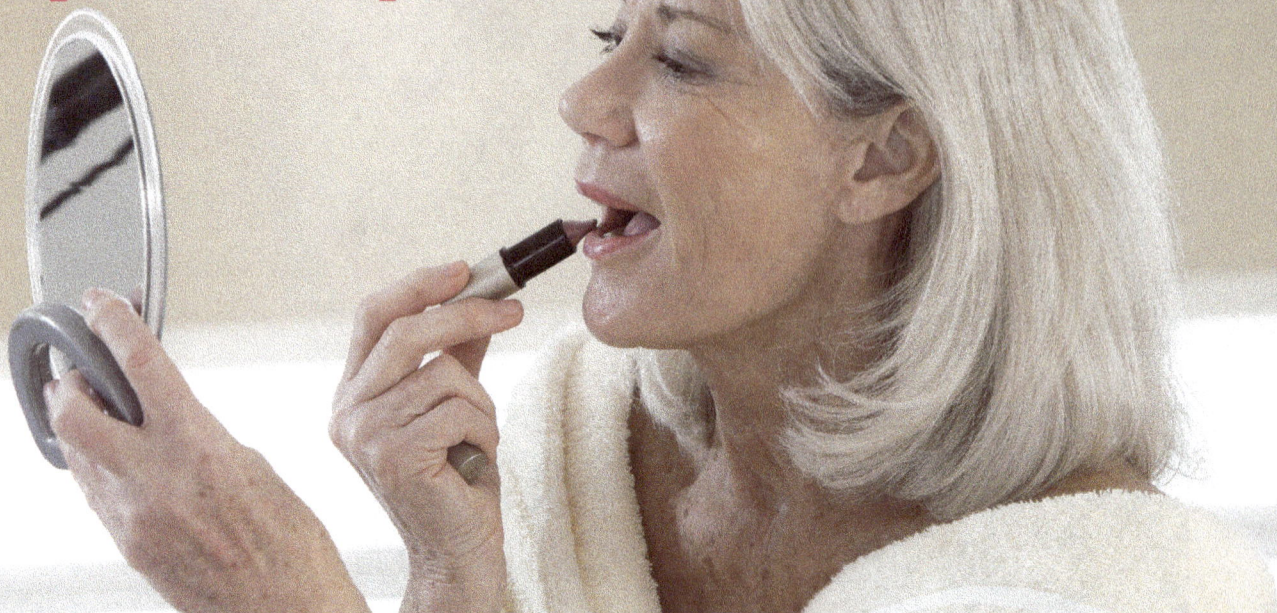

Prepare los labios

Para unos labios verdaderamente besables
es importante pulir ligeramente sus labios
para eliminar cualquier piel seca. Esto le
da a sus labios una superficie lisa a la que
pueda adherirse y crea una apariencia suave.
Usted puede hacer una simple pero eficaz
frotación de azúcar como se mencionó
antes, o alternativamente usted puede frotar
suavemente sus labios con un cepillo de
dientes en un movimiento circular pequeño.

Alinee sus labios

Aplique un delineador de labios en los bordes
de la boca, empezando por el arco de Cupido
(los dos picos en la parte superior del labio) y
pasando por la mitad del labio inferior.

Al aplicar delineador a estas dos áreas en
primer lugar, es más fácil unir los bordes de los
labios a estos dos puntos centrales.

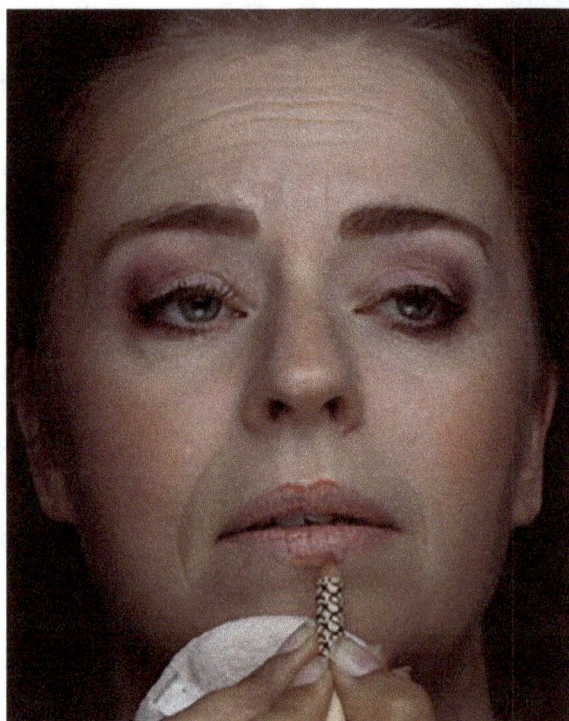

Rellene los labios

Una vez que haya creado un contorno para sus labios, puede ya sea llenar el centro con su relleno de labios o su lápiz labial elegido. Si usted haya que su lápiz labial se sale rápidamente, puede rellenarlo con su delienador labial previamente aplicar su lápiz labial proporcionará un color de base a sus labios y añadirá profundidad al color del labial.

Puede aplicar el labial directamente desde el tubo, lo que le dará un color más fuerte, o con un pincel de labios. Este último dará a la aplicación de la barra de labios un suave acabado, sin embargo necesita aplicar unas cuantas capas para dar la misma intensidad de color que se podría obtener directamente desde el lápiz de labios.

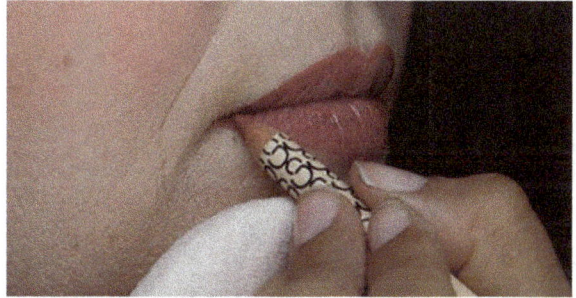

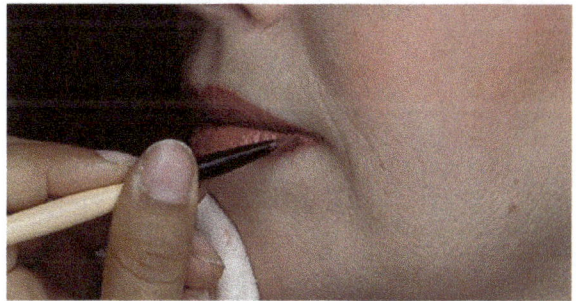

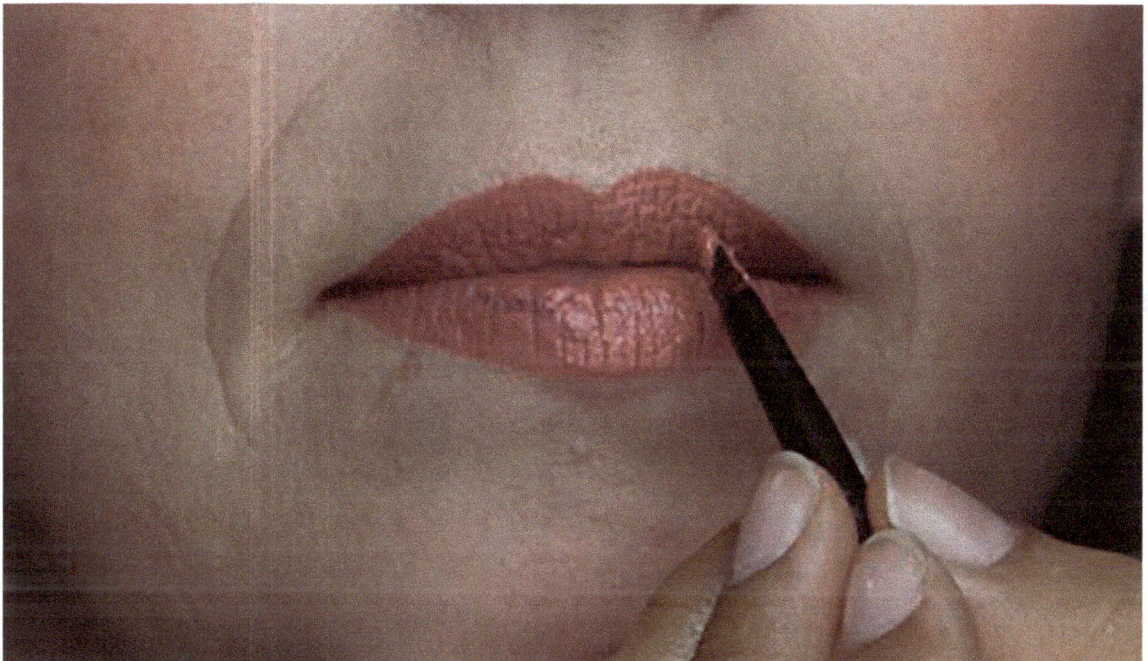

Últimas palabras

Y AHÍ LO TIENE: UNA MÁS RADIANTE, ELEGANTE Y JUVENIL USTED, ES FÁCIL CUANDO SABE CÓMO.

Muchas mujeres están confundidas y frustradas cuando se trata de aplicar el maquillaje, pero con las técnicas adecuadas, la aplicación y opciones de color, cualquier persona puede transformar su aspecto para resaltar la belleza que ya posee. Entonces, en lugar de cumplir con la misma rutina de maquillaje antiguo que ha utilizado durante años, tome un poco de tiempo para aprender a resaltar sus rasgos más finos y desviar la atención de sus líneas de experiencia.

Una aplicación de maquillaje natural no sólo la ayudará a verse mejor, sino también hará que se sienta confiada y lista para enfrentar al mundo. Usted no necesita ser una persona glamorosa, pero la satisfacción de saber que lucir bien es algo que todas las mujeres pueden experimentar y con algunos trucos del oficio, usted todavía puede verse tan vibrante como lo hizo hace veinte años.

Su belleza crece con la edad a medida que muestra años de experiencia y sabiduría en su cara. Mientras que debería abrazar los recuerdos y apreciar la vida que ha vivido, también puede aprender cómo ocultar el paso del tiempo en su rostro y acentuar sus mejores características. Como Eartha Kitt dijo una vez, "el envejecimiento tiene una belleza maravillosa y debemos tener respeto por ello".

www.ingramcontent.com/pod-product-compliance
Lightning Source LLC
Chambersburg PA
CBHW080926050426
42334CB00055B/2827